Frank Burczyk / Dr. Aggy Gianni
Kosmetiklexikon

Frank Burczyk / Dr. Aggy Gianni

# Kosmetiklexikon

## Inhaltsstoffe von A–Z

Ratgeber Ehrenwirth

Dieses Buch soll Ihnen helfen, gesund zu leben.
Es kann kein Ersatz für die Untersuchung und den Rat
einer erfahrenen Ärztin oder eines Arztes sein,
insbesondere wenn Sie krank sind.
Suchen Sie deshalb unbedingt eine Ärztin
oder einen Arzt Ihres Vertrauens auf,
wenn Sie das Gefühl haben, Sie sind nicht gesund.

Ehrenwirth ist ein Imprint der Verlagsgruppe Lübbe


Umschlaggestaltung: Paxmann/Teutsch Buchprojekte, München
Umschlagfoto: IFA-Bilderteam
Satz: ew print & medien service, Würzburg
Druck und Einband: fgb · freiburger graphische betriebe, Freiburg
Printed in Germany
ISBN 3-431-04002-0

Sie finden uns im Internet unter:
http://www.luebbe.de

# Inhalt

# Vorwort und Gliederung

Der Gesetzgeber hat dem wachsenden Wunsch der Verbraucher, über die Zusammensetzung der persönlichen Körperpflegeprodukte informiert zu sein und eventuellen eigenen Unverträglichkeiten gegenüber Inhaltsstoffen vorzubeugen, entsprochen. Die Kosmetikindustrie ist seit 1998 verpflichtet, eine vollständige Deklaration der verwendeten Grundstoffe auf der Kosmetikverpackung anzugeben. Die eingesetzten Produkte müssen in abfallender Reihenfolge entsprechend der eingesetzten Menge aufgelistet werden.

Da viele Kosmetika auch im- oder exportiert werden, war es aufgrund der Sprachenvielfalt schwierig, eine gemeinsame Bezeichnung für diese Stoffe zu finden. Allein in der EU werden offiziell 11 Sprachen verwendet. Um eine weltweite Harmonisierung zu erreichen, wurde mit einigen Ausnahmen die von der CTFA (Cosmetic, Toiletry, and Fragrance Association) in den USA entwickelte Nomenklatur (INCI-Namen) übernommen.

Doch das Etikett auf der Verpackung zu lesen heißt noch lange nicht, die Namen auch zu verstehen.

Mit dem vorliegenden »Ratgeber für kosmetische Inhaltsstoff-Deklarationen« haben wir es uns zur Aufgabe gemacht, die INCI- und EU-Ingredients-Namen zu erklären und verständlich zu machen. Da die heutige Kosmetik in überwiegender Menge synthetische Produkte verwendet, mußten diejenigen Namen, die zur Deklaration gebraucht werden, teilweise wieder in chemische Namen oder Trivialnamen zurückübersetzt werden. Wir haben versucht, dies so einfach und verständlich wie möglich zu machen, und als weitere Hilfe im Glossar zusätzlich viele Begriffe aus der Chemie erläutert.

Nicht nur die Erläuterung der Namen schien uns wichtig. Besondere Aufmerksamkeit richteten wir auf die Angabe des Verwendungszwecks der eingesetzten Grundstoffe im fertigen Präparat – ob Emulgator, Waschgrundlage, Konservierungsmittel oder anderes. Bei Grundstoffen mit vom Gesetzgeber eingeschränkter Verwendung ist dies vermerkt worden. Zuletzt werden soweit möglich Handelsnamen und Herstellerfirmen genannt, um auch über die Herkunft der Rohstoffe zu informieren.

*Aggy Gianni und Frank Burczyk*

# Namensverzeichnis
# Index der Trivial-, chemischen und Industrienamen

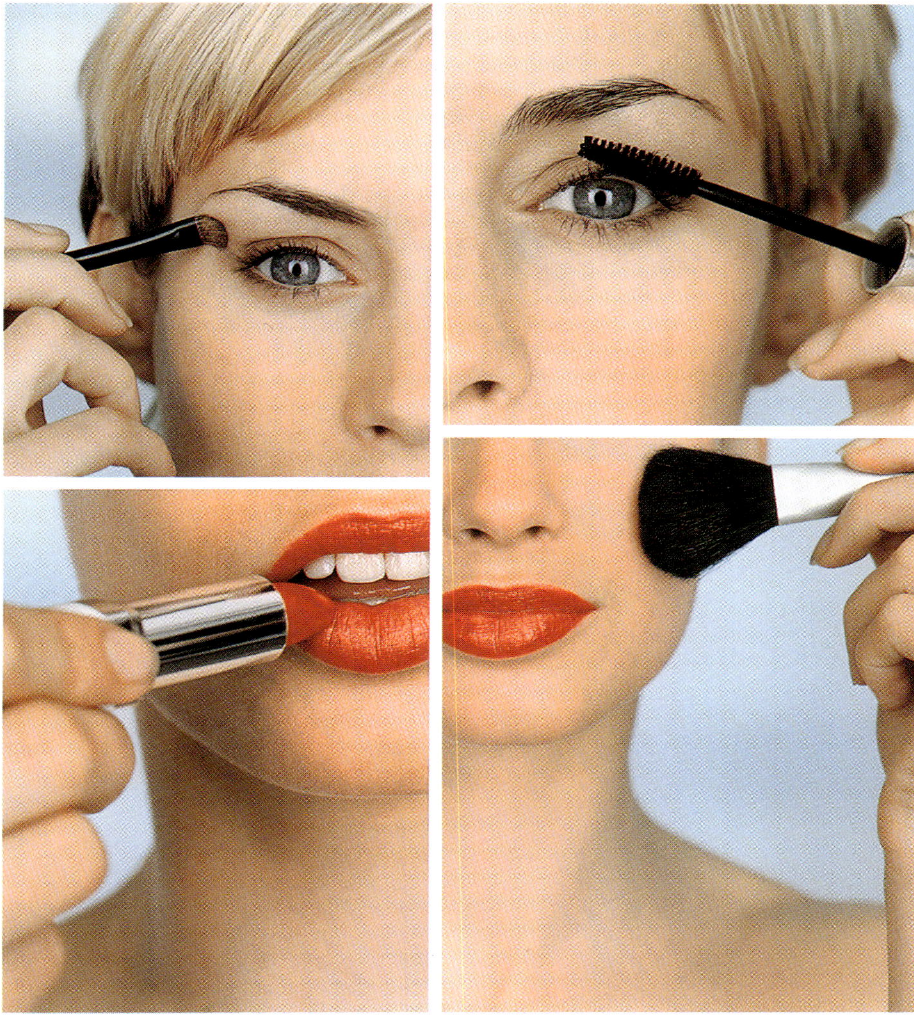

# Verzeichnis der kosmetischen Inhaltsstoffe, geordnet nach der INCI-Nomenklatur

## Acetamide MEA 01

### *Essigsäuremonoethanolamid*

Feuchtigkeitsspender besonders in Haarpflegeprodukten. Handelsname der Firma Croda: Incromectant.

## Acetylated Lanolin 02

### ➠ *Ester der Essigsäure mit den im Lanolin (Wollwachs) vorhandenen Fettalkoholen*

➠ Lipid, klebriges Fett mit stark haftenden und wasserabweisenden Eigenschaften und verbesserter Öllöslichkeit gegenüber nativem Lanolin. Handelsname der Firma Croda: Acylan, der Firma Westbrook: Acetadeps, der Firma Amerchol: Modulan.

## Acrylamide/Ammonium Acrylate Copolymer 03

### ➠ *Polymer auf Basis von Kunstharzen*

Wird synthetisch hergestellt. ➠ Gelbildner für die Wasserphase zur Stabilisierung von ➠ Emulsionen.

## Acrylates/Acrylamide Copolymer 04

### ➠ *Polymer auf Basis von Kunstharzen*

Wird synthetisch hergestellt. Wasser- und alkohollösliches Harz für den Einsatz in Haarspray und Haarfestigern. Handelsname der Firma BASF: Ultrahold 8.

## Acrylates/C 10-30 Alkyl Acrylate Crosspolymer 05

### ➠ *Polymer auf Basis von Kunstharzen*

Wird synthetisch hergestellt. ➠ Gelbildner für die Wasserphase zur Stabilisierung von ➠ Emulsionen. Handelsname der Firma Goodrich: Carbopol 1342 und Pemulen TR.

## Acrylates Copolymer 06

### ➠ *Polymer auf Basis von Kunstharzen*

Wird synthetisch hergestellt. ➠ Gelbildner für die Wasserphase zur Stabilisierung von ➠ Emulsionen. Handelsname der Firma Rohm & Haas: Rohagit und Acrysol.

## Acrylates/PVP Copolymer 07

### ➠ *Polymer auf Basis von Kunstharzen*

Wird synthetisch hergestellt. Wasser- und alkohollösliches Harz für den Einsatz in Haarspray und Haarfestigern. Handelsname der Firma BASF: Luviflex VBM35.

## Acrylates/Steareth-50 Acrylate Copolymer 08

### ➠ *Polymer auf Basis von Kunstharzen*

Wird synthetisch hergestellt. ➠ Gelbildner zur Verdickung von Shampoos und anderen tensidhaltigen Reinigungsmitteln, wie Dusch- und Schaumbädern, Flüssigseifen, Handwaschpasten u.a. Wird mit Laureth-3 zusammen eingesetzt.

## Acrylates/Steareth-20 Methacrylate Copolymer 09

### ➠ *Polymer auf Basis von Kunstharzen*

Wird synthetisch hergestellt. ➠ Gelbildner für die Wasserphase zur Stabilisierung von ➠ Emulsionen. Handelsname der Firma Rohm & Haas: Acrysol 22.

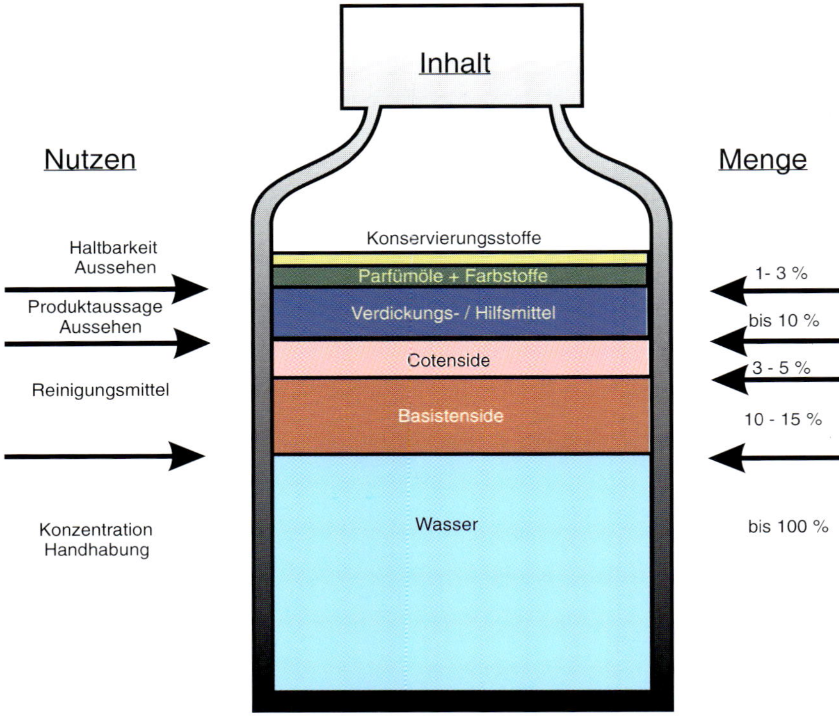


**Aufbau eines Shampoos und Nutzen der Inhaltsstoffe**

## Aesculus Hippocastanum 10

### *Roßkastanien-Extrakt*

➠ INCI: Horse Chestnut Extract. Verwendet werden meistens wasserlösliche Extrakte der Rinde und der Früchte.

## Alanine 11

### *Aminopropionsäure*

Eine der einfachsten ➠ Aminosäuren. Kommt praktisch in allen Eiweißstoffen als Baustein vor. Wirkstoff und ➠ Feuchtigkeitsfaktor für biologisch wirksame Hautpflegemittel.

## Alcohol 12
## Alcohol Denat.

### *Ethanol, Ethylalkohol*

Weingeist, Weingeist denaturiert. ➠ INCI: SD Alcohol ... Gutes Lösungsmittel für zahlreiche Stoffe. In wäßriger Lösung ab 15 Gew.-% ein starkes ➠ Konservierungs- und Desinfektionsmittel. Ethanol in hoher Konzentration (über 30%) reizt die Haut erheblich durch seine wasserentziehende Wirkung. Konzentriert ist Alkohol für höhere Lebewesen giftig. In der Kosmetik ist er wegen seiner tonisierenden und erfrischenden Wirkung ein wichtiger Grundstoff. Dies gilt ebenso für seine Anwendung in der Parfümerie. Dem in der Kosmetik verwendeten Alkohol wird oft ein Vergällungsmittel (Denaturierungsmittel) zugesetzt, um ihn für Genußzwecke unbrauchbar zu machen. Er ist dann steuerbegünstigt.

## Algin 13

### *Alginsäure, Natriumsalz*

Verdickungsmittel und Gelbildner in wäßrigen Medien. Wird in ➠ Emulsionen und Zahnpflegemitteln verwendet. Ein Handelsprodukt ist Texamid 558 der Firma Henkel.

## Allantoin 14

### *Wirkstoff*

In der Natur verbreitet vorkommender Stoff. Wird synthetisch gewonnen. Er fördert die Wundheilung und beschleunigt die Zellregeneration. Macht rauhe und aufgesprungene Haut glatt und zart.

## Aloe Barbadensis 15

### *Aloe-vera-Gel*

➠ INCI: Aloe Barbadensis Gel. Dicker Fruchtsaft aus dem Inneren der Aloe-vera-Blätter, der entschleimt meist in zehnfach konzentrierter Form eingesetzt wird.

## Aluminum Chlorohydrate 16

### *Aluminiumhydroxichlorid*

In Wasser lösliches Salz, das eine starke ➠ adstringierende Wirkung aufweist. Es dient in einer etwa 15%igen Konzentration zur Herstellung von ➠ Antiperspiranzien, z.B. als Roll-on. Empfindliche Haut kann von diesem Produkt gereizt werden. Weiterhin findet die Substanz Verwendung in Gesichts- und Rasierwässern als adstringierendes Mittel.

## Aluminum Distearate 17

### *Aluminiumhydroxistearat*

Synthetische Verbindung von Aluminiumhydroxid mit Stearinsäure (➠ Seifen). Weißes Pulver, das löslich in ➠ Lipiden ist und mit ihnen Gele bildet. Es dient als Quell- und Verdickungsmittel der Ölphase in ➠ W/O-Emulsionen und stabilisiert diese. Wird weiterhin als Zusatz zu ➠ Puder verwendet, um dieses auf der Haut leichter verteilbar zu machen.

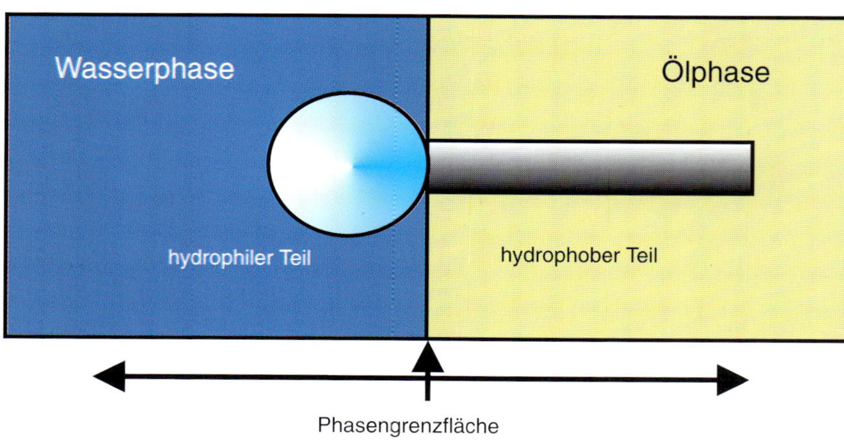


**Schematischer Aufbau eines Emulgator-Moleküls**

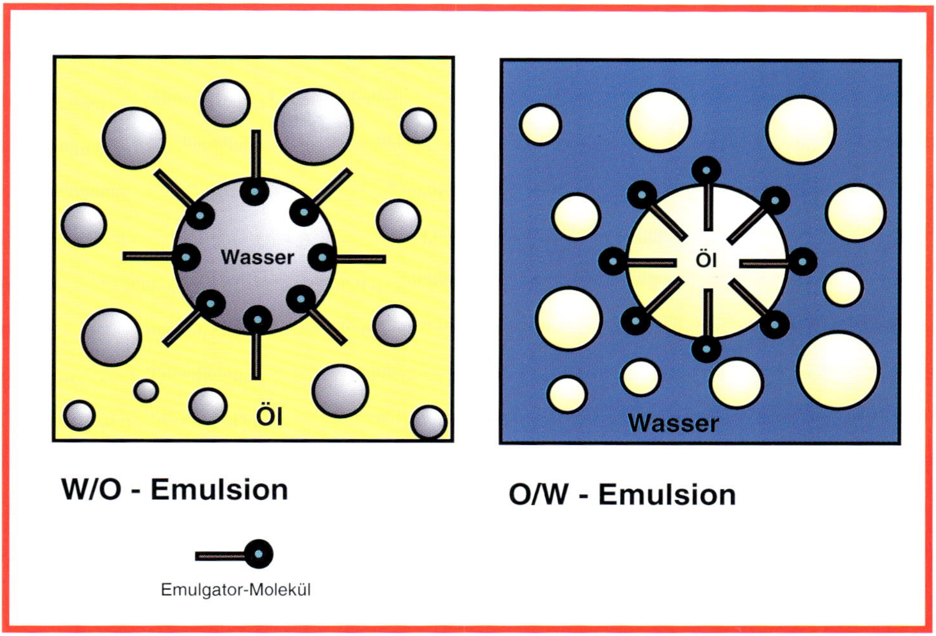


## Aluminum/Magnesium Hydroxide Stearate 18

### *Aluminium-Magnesium-Hydroxystearat*

Synthetische Verbindung von Aluminiumhydroxid und Magnesiumhydroxid mit Stearinsäure. Löslich in ➠ Lipiden unter Bildung von Gelen. Stabilisator und ➠ Konsistenzgeber für ➠ W/O-Emulsionen. Handelsname der Firma Giulini: Gilugel.

## Aluminum Starch Octenylsuccinate 19

### *Stärkederivat*

Reaktionsprodukt von Maisstärke. Freifließendes Pulver, das auch in heißem Wasser nicht quillt. Wird in Hautpflegemitteln zur Verbesserung des Hautgefühls des aufgetragenen Präparats eingesetzt. Handelsname der Firma National Starch: Dry Flo.

## Aluminum Stearate 20

### *Aluminiumstearat*

Metallseife aus Aluminium und Stearinsäure (➠ Seifen). Weißes Pulver, das löslich in ➠ Lipiden ist und mit diesen Gele bildet. Es dient als Quell- und Verdickungsmittel der Ölphase in ➠ W/O-Emulsionen und stabilisiert diese. Aluminiumstearat wird weiterhin als Zusatz zu ➠ Pudern verwendet, um diese auf der Haut leichter verteilbar zu machen.

## Aminomethyl Propanediol 21

### *2-Amino-2-Methyl-1,3-propylenglykol*

AMPD. ➠ Amin, das als Neutralisierungsgsmittel für Haarfestiger-Harze, um diese wasserlöslich zu machen, verwendet und als pH-Regulator eingesetzt wird. Es dient auch zur Neutralisierung von synthetischen ➠ Gelbildnern (Carbomeren) für die Wasserphase zur Stabilisierung von ➠ Emulsionen.

## Aminomethyl Propanol 22

### *2-Amino-2-Methyl-1-Propanol*

AMP. ➠ Amin, das als Neutralisierungsgsmittel für Haarfestiger-Harze, um diese wasserlöslich zu machen, und als pH-Regulator eingesetzt wird. Es dient auch zur Neutralisierung von synthetischen ➠ Gelbildnern (Carbomeren) zur Stabilisierung der Wasserphase von ➠ Emulsionen.

## Ammonium Hydroxide 23

### *Ammoniumhydroxid*

Ammoniakwasser, Ammoniaklösung. Ammoniak ist ein farbloses, stechend riechendes Gas. Als starkes ➠ Alkali wird es in der Kosmetik zum Einstellen des ➠ pH-Wertes besonders in ➠ Kaltwellen, Haarfärbemitteln und Haarbleichmitteln verwendet. Ammoniakwasser wirkt auf der Haut stark ätzend. Die Höchstkonzentration im Erzeugnis darf 6% Ammoniak nicht überschreiten, und ab 2% muß die Substanz auf der Verpackung deklariert sein.

## Ammonium Laureth Sulfate 24

### *Laurylethersulfat, Ammoniumsalz*

Synthetisches ➠ Tensid (Fettalkoholethersulfat) aus ➠ ethoxiliertem Laurylalkohol natürlichen oder synthetischen Ursprungs. Preiswerte, gut schäumende Wasch- und Schaumgrundlage für Shampoos und Schaumbäder, milder und hautfreundlicher als Ammoniumlaurylsulfat.

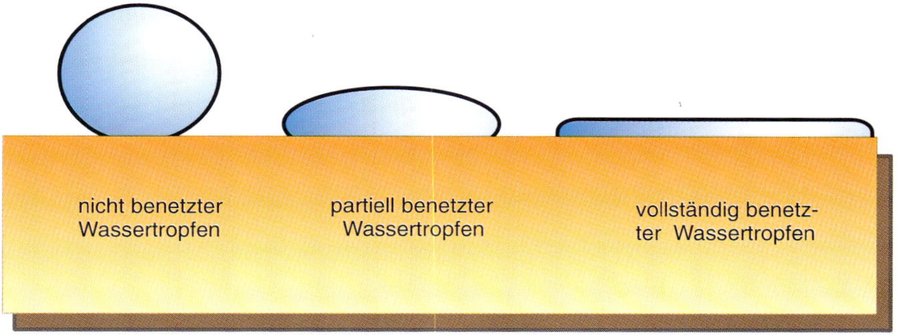


**Wirkung eines Netzmittels**

## Ammonium Lauryl Sulfate 25

### *Laurylsulfat, Ammoniumsalz*

Synthetisches ➠ Tensid (Fettalkoholsulfat) aus Laurylalkohol natürlichen oder synthetischen Ursprungs. Preiswerte, gut schäumende Wasch- und Schaumgrundlage für Shampoos und Schaumbäder, die milder und hautfreundlicher als Natriumlaurylsulfat ist. Als etwa 40%ige Lösung unter verschiedenen Markennamen im Handel.

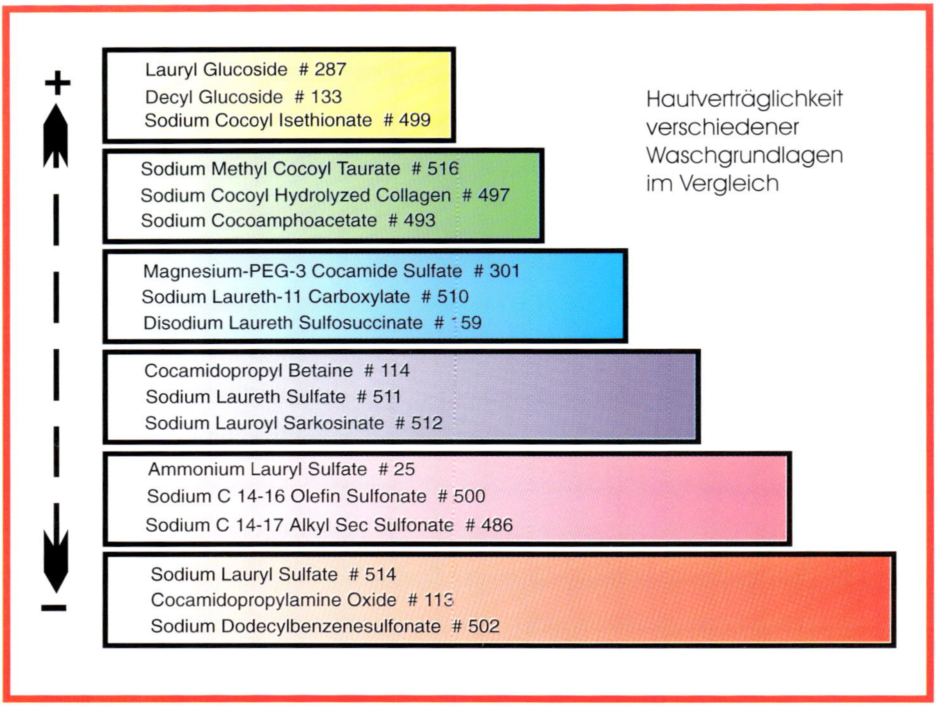


## Ammonium Thioglycolate 26

### *Ammoniumthioglykolat*

➠ Salz des Ammoniaks und der Thioglykolsäure. Wichtigster Wirkstoff in Dauerwellmitteln (➠ Kaltwelle) zur Kräuselung der Haare. Darf bis zu 11% als Säure berechnet in gewerblichen Produkten und bis zu 8% als Säure berechnet in Heimwellen eingesetzt werden. Gebrauchsfertiger ➠ pH-Wert: 7,0 bis 9,5.

## Ammonium Thiolactate 27

### *Ammoniumthiolactat*

➠ Salz des Ammoniaks und der Thiomilchsäure. Wichtiger Wirkstoff in Dauerwellmitteln (➠ Kaltwelle) zur Kräuselung der Haare. Gebrauchsfertiger ➠ pH-Wert: 7,0 bis 9,5.

## Ammonium Xylenesulfonate 28

### *Xylolsulfonat, Ammoniumsalz*

➠ Solubilisierungsmittel, verbessert die Mischbarkeit der Inhaltsstoffe mit Wasser. Wird meist in Allzweckreinigern und flüssigen ➠ Waschmitteln eingesetzt. Nicht sehr gut hautverträglich.

## Amodimethicone 29

### *Polymethylaminosiloxan*

Silikonderivat. Reaktionsprodukt aus Polymethylsiloxan mit ➠ Aminen. Sehr starkes ➠ Konditioniermittel für Haarpflegeprodukte. Zieht auf die Haar- und Hautoberfläche auf und glättet diese. Dadurch werden Glanz, leichte Kämmbarkeit und ein Gefühl der Weichheit erzeugt. Haftet sehr stark und läßt sich erst durch wiederholtes Waschen entfernen. Handelsname der Firma Dow-Corning: DC 929.

## Anthemis Nobilis 30

### *Kamillen-Extrakt*

➠ INCI: Chamomile Extract. Römische Kamille. Wird in der Kosmetik als wasserlöslicher und öliger Extrakt verwendet.

## Aqua 31

### *Wasser*

➠ INCI: Water. Wasser ist ein wichtiger Grundstoff zur Herstellung kosmetischer Präparate. Es ist ein gutes und nicht schädliches Lösungsmittel für viele andere Grundstoffe und für normale Haut unbedenklich. Da Leitungswasser oft mehr oder weniger gelöste ➠ Salze (z.B. Kalk, Eisen) enthält, die sich nachteilig auf die Haltbarkeit von Produkten auswirken können, sollte es vor der Verwendung demineralisiert werden.

## Arachis Hypogaea 32

### *Erdnußöl*

➠ INCI: Peanut Oil. Fettes Öl der Fruchtkerne.

## Arginine 33

### *Arginin*

➠ Aminosäure. Wirkstoff für biologisch wirksame Haut- und Haarpflegemittel.

## Arnica Montana 34

### *Arnica-Extrakt*

➠ INCI: Arnica Montana Extract. Meist als wasserlöslicher oder öllöslicher Extrakt hergestellt.

## Aroma 35

### *Aromatisierungsmittel*

➠ INCI: Flavor. Kompliziertes Gemisch aus natürlichen und/oder synthetischen Geschmacksstoffen, das kosmetischen Präparaten zugesetzt wird, die zur Reinigung des Mundes und der Zähne dienen. Soll die Verwendung des Produkts angenehmer machen oder auch den Nebengeschmack von Bestandteilen des Produkts überdecken.

## Ascorbic Acid 36

### *L(+)-Ascorbinsäure*

Vitamin C. Meist synthetisch hergestellt. Wasserlöslicher Stoff. Zusatz zu kosmetischen Vitaminpräparaten, um diese aufzuwerten. Zersetzt sich sehr schnell in wäßriger Lösung. ➠ Synergist für ➠ Antioxidanzien, Stabilisator für sauerstoffempfindliche Substanzen. Hersteller sind z.B. die Firmen BASF und Hoffmann-LaRoche.

## Ascorbyl Palmitate 37

### *Palmitinsäureascorbylester*

Wird synthetisch hergestellt. Besitzt eine gute Fettlöslichkeit im Gegensatz zu unverändertem Vitamin C und wird als ➠ Synergist und ➠ Antioxidans zum Schutz von sauerstoffempfindlichen ➠ Lipiden eingesetzt. Hersteller sind z.B. die Firmen BASF und Hoffmann-LaRoche.

## Bambusoidea 38

### *Bambus-Extrakt*

➠ INCI: Bamboo Extract. Meist als wasserlöslicher Extrakt verwendet.

## Behenalkonium Chloride 39

### *Behenyldimethylbenzylammoniumchlorid*

➠ Quaternäre Ammoniumverbindung. Wird in der Kosmetik als ➠ Konditionier-

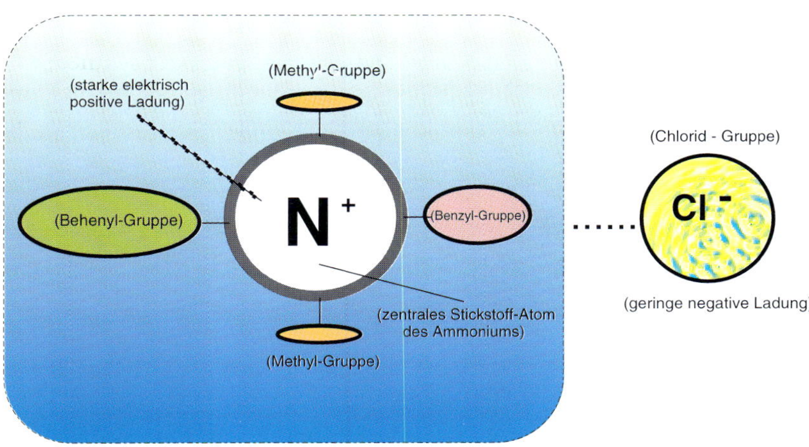


**Quaternäre Ammoniumverbindung: Behenalkoniumchlorid**

(siehe Behenalkonium Chloride # 39 + Quaternäre Ammoniumverbindungen)

mittel vorwiegend in Haarpflegeprodukten wie Cremespülungen und Haarkuren eingesetzt. Zieht auf die Haar- und Hautoberfläche auf und glättet diese. Dadurch werden Glanz, leichte Kämmbarkeit und ein Gefühl der Weichheit erzeugt. Handelsprodukte sind Genamin KDB der Firma Hoechst und Incroquat Behenyl der Firma Croda.

## Behentrimonium Chloride 40

### *Behentrimethylammoniumchlorid*

➠ Quaternäre Ammoniumverbindung. Wird in der Kosmetik als ➠ Konditioniermittel vorwiegend in Haarpflegeprodukten wie Cremespülungen und Haarkuren eingesetzt. Zieht auf die Haar- und Hautoberfläche auf und glättet diese. Dadurch werden Glanz, leichte Kämmbarkeit und ein Gefühl der Weichheit erzeugt. Handelsprodukte sind Genamin KDM der Firma Hoechst und Incroquat Behenyl der Firma Croda.

## Behenyl Alcohol 41

### *Behenylalkohol*

➠ Fettalkohol mit langer Kohlenstoffkette. Wachsartige Masse, die synthetisch aus Erucasäure, die im Rüböl vorkommt, durch Hydrieren hergestellt wird. In der Kosmetik dient der Fettalkohol als ➠ Konsistenzgeber.

## Behenyl Erucate 42

### *Erucasäurebehenylester*

Dient als Ersatz für Jojobaöl. Wird aus Rapsöl als Ausgangsstoff hergestellt. Handelsname der Firma Croda: Crodamol BE und der Firma Akzo-Nobel: Elfacos BE.

## Bentonite 43

### *Aluminiumsilikat-Tonerde*

Bildet in Wasser Gelstrukturen, die zur Stabilisierung von ➠ Emulsionen eingesetzt werden.

## Haut- und Schleimhautverträglichkeit einiger quaternärer Ammoniumverbindungen in Haarkuren und Cremespülungen.

Reizungen können vorkommen

↓

gut hautverträglich

# 44 - Benzalkonium Chloride
# 45 - Benzalkonium Methosulfate
# 539 - Steapyrium Chloride
# 541 - Stearalkonium Chloride
# 91 - Cetrimonium Chloride
# 560 - Tallowtrimonium Chloride
# 549 - Steartrimonium Chloride
# 90 - Cetrimonium Bromide
# 167 - Distearyldimonium Chloride
# 283 - Lauroyl PG-Trimonium Chloride
# 429 - Polyquaternium-27
# 425 - Polyquaternium-6
# 426 - Polyquaternium-7
# 430 - Polyquaternium-39
# 428 - Polyquaternium-28
# 429 - Polyquaternium-16
# 591 - Undecylenamidopropyltrimonium Methosulfat
# 399 - PEG-5 Stearyl Ammonium Chloride
# 400 - PEG-5 Stearyl Ammonium Lactate
# 240 - Hydroxycetyl Hydroxyethyl Dimonium Chloride
# 242 - Hydroxyethyl Cetyldimonium Phosphate
# 151 - Dipalmitoethyl Hydroxyethylmonium Methosulfate
# 166 - Distearoylethyl Hydroxyethylmonium Methosulfate
# 117 - Cocoamidopropyl PG-Dimoniumchloride Phosphate
# 467 - Quaternium-52
# 468 - Quaternium-80
# 39 - Behenalkonium Chloride
# 40 - Behentrimonium Chloride
# 427 - Polyquaternium-10
# 424 - Polyquaternium-2
# 405 - PG-Hydroxycellulose Lauryldimonium Chloride
# 245 - Hydroxypropyl Guar Hydroxypropyltrimonium Chloride
# 212 - Guar Hydroxypropyltrimonium Chloride
# 277 - Laurdimonium Hydroxypropyl Hydrolyzed Wheat Protein
# 286 - Lauryldimonium Hydroxypropyl Hydrolyzed Collagen
# 247 - Hydroxypropyltrimonium Hydrolyzed Casein
# 248 - Hydroxypropyltrimonium Hydrolyzed Collagen
# 249 - Hydroxypropyltrimonium Hydrolyzed Keratin
# 250 - Hydroxypropyltrimonium Hydrolyzed Silk
# 251 - Hydroxypropyltrimonium Hydrolyzed Wheat Protein
# 121 - Cocodimonium Hydroxypropyl Hydrolyzed Casein
# 122 - Cocodimonium Hydroxypropyl Hydrolyzed Collagen
# 123 - Cocodimonium Hydroxypropyl Hydrolyzed Keratin
# 124 - Cocodimonium Hydroxypropyl Hydrolyzed Wheat Protein
# 125 - Cocodimonium Hydroxypropyl Silk Amino Acids

## Benzalkonium Chloride 44

### *Alkyldimethylbenzylammonium-chlorid*

➠ Quaternäre Ammoniumverbindung, bei der die Alkylgruppen aus C 12-C 16-Ketten bestehen. Wird in der Kosmetik als ➠ Konditioniermittel vorwiegend in Haarpflegeprodukten wie Cremespülungen, Schaumfestigern usf. eingesetzt. Zieht auf die Haar- und Hautoberfläche auf und glättet diese. Dadurch werden Glanz, leichte Kämmbarkeit und eine sich weich anfühlende Haut erzeugt.

## Benzalkonium Methosulfate 45

### *Alkyldimethylbenzylammoniummethosulfat*

➠ Quaternäre Ammoniumverbindung, bei der die Alkylgruppen aus C 12-C 16-Ketten bestehen. Wird in der Kosmetik als ➠ Konditioniermittel vorwiegend in Haarpflegeprodukten wie Cremespülungen, Schaumfestigern usw. eingesetzt. Zieht auf die Haar- und Hautoberfläche auf und glättet diese. Dadurch werden Glanz, leichte Kämmbarkeit und ein weiches Hautgefühl erzeugt.

## Benzoic Acid 46

### *Benzoesäure*

Wird als leichtes Desinfektionsmittel eingesetzt. Wirkt antimykotisch und antiseptisch. Konservierungsmittel im sauren Bereich.

## Benzophenone-3 47

### *Hydroxi-methoxi-benzophenon*

Synthetisch hergestellter ➠ UV-A+B-Lichtschutzfilter, fettlöslich. Muß auf der Verpackung von Kosmetika gesondert deklariert werden: Enthält Oxybenzone. Es ist bekannt, daß das Produkt Allergien auslösen kann. Handelsname der Firma ISP: Escalol 567, der Firma H & R: Neo-Heliopan BB und der Firma BASF: Uvinul M-40.

**Allergische oder fotoallergische Reaktionen einiger Lichtschutzfilter auf der Haut**

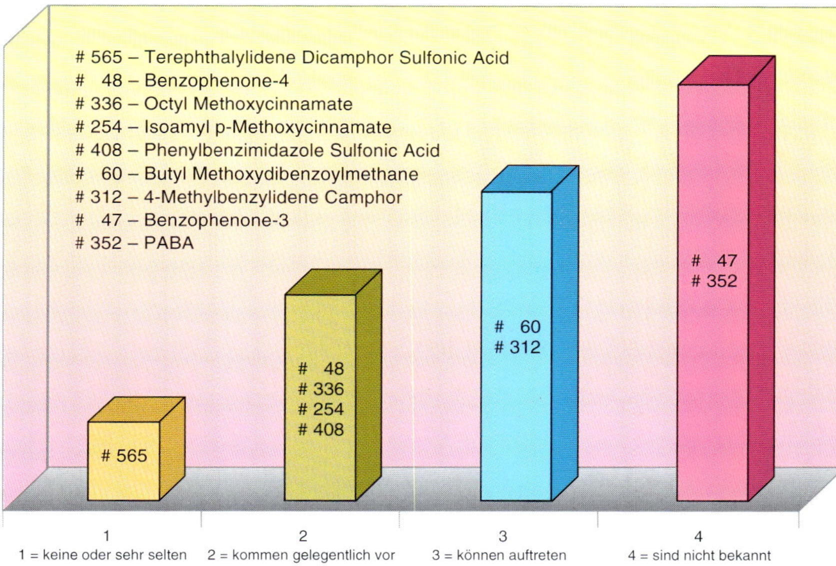


## Benzophenone-4 48

### *Hydroxi-methoxi-benzophenon-sulfonsäure*

Sulisobenzon. Synthetisch hergestellter ➠ UV-B-Lichtschutzfilter, der neutralisiert wasserlöslich ist. Gut hautverträgliches Produkt. Einsatzhöchstmenge im Fertigpräparat: 5%. Handelsname der Firma BASF: Uvinul MS-40.

## Benzyl Nicotinate 49

### *Nikotinsäurebenzylester*

Synthetisch hergestellt. Durchblutungsförderndes Mittel (Hyperämikum), rötet und erwärmt die Haut.

## Beta-Carotene 50

### *Beta-Carotin*

Meist synthetisch als naturidentisches Carotin, Provitamin A hergestellt. Unlöslich in Wasser, wenig löslich in Lipiden. Beta-Carotin ist im Pflanzen- und Tierreich weit verbreitet und kann z.B. aus Karotten gewonnen werden. An der Luft ist es sehr licht- und oxidationsempfindlich und muß daher in Präparaten gut geschützt werden. Carotin wird im Körper in das eigentliche Vitamin A umgewandelt. Es unterstützt die Wirkung von ➠ Lichtschutzfiltern und ist ein guter Hautschutzfaktor. Als fettlöslicher ➠ Farbstoff färbt es Produkte gelb bis orange. Hersteller ist z.B. die Firma BASF.

## Betula Alba 51

### *Birken-Extrakt/Birkensaft*

➠ INCI: Birch Extract/Birch Sap. Meist wasserlöslicher Extrakt der Blätter oder der Rinde. Es wird auch der im Frühjahr aus der Stämmen durch Anbohren ausfließende Saft verwendet.

## BHT 52

### *Dibutylhydroxitoluol*

Synthetisches ➠ Antioxidans. In der Lebensmittelindustrie zugelassen, E 321.

## Biotin 53

### *Vitamin H*

Wichtiger biologischer Faktor im Ablauf von Coenzymreaktionen im Körper. Mangel an Biotin verursacht Haarausfall, brüchige Nägel und Dermatitis.

## Bisabolol 54

### *Alpha-Bisabolol*

Meist synthetisch hergestellt. Wichtigster Wirkstoff der Kamille und Schafgarbe.

Verwendung zur Pflege empfindlicher Haut, wirkt entzündungshemmend. Wirksam ist aber nur die Alpha-Variante. Hersteller ist z.B. die Firma BASF.

## 5-Bromo-5-Nitro-1,3-Dioxane 55

### *Konservierungsstoff*

➠ Konservierungsmittel für kosmetische Produkte, die sofort nach Gebrauch ausgespült werden (z.B. Shampoos). Höchstkonzentration: 0,1%. ➠ Nitrosaminbildung muß vermieden werden. Vereinzelt werden allergische Reaktionen beschrieben. Handelsname: Bronidox der Firma Henkel.

## 2-Bromo-2-Nitropropane-1,3-Diol 56

### *Konservierungsstoff*

➠ Konservierungsmittel für kosmetische Produkte. Höchstkonzentration: 0,1%. ➠ Nitrosaminbildung muß vermieden werden. Vereinzelt werden allergische Reaktionen beschrieben. Handelsname: Bronopol der Firma Boots.

## Butane 57

### *Butan*

➠ Treibgas für Aerosole (Sprays). Unter Druck flüssiges Gas, ➠ Kohlenwasserstoff. Leicht brennbar.

## Butylene Glycol 58

### *1,3-Butylenglykol*

Extraktionsmittel für Pflanzenteile zur Herstellung von Extrakten. Feuchthaltemittel in Cremes. Zusatz zu Tensidformulierungen, um ein brillantes und klares Aussehen zu erhalten.

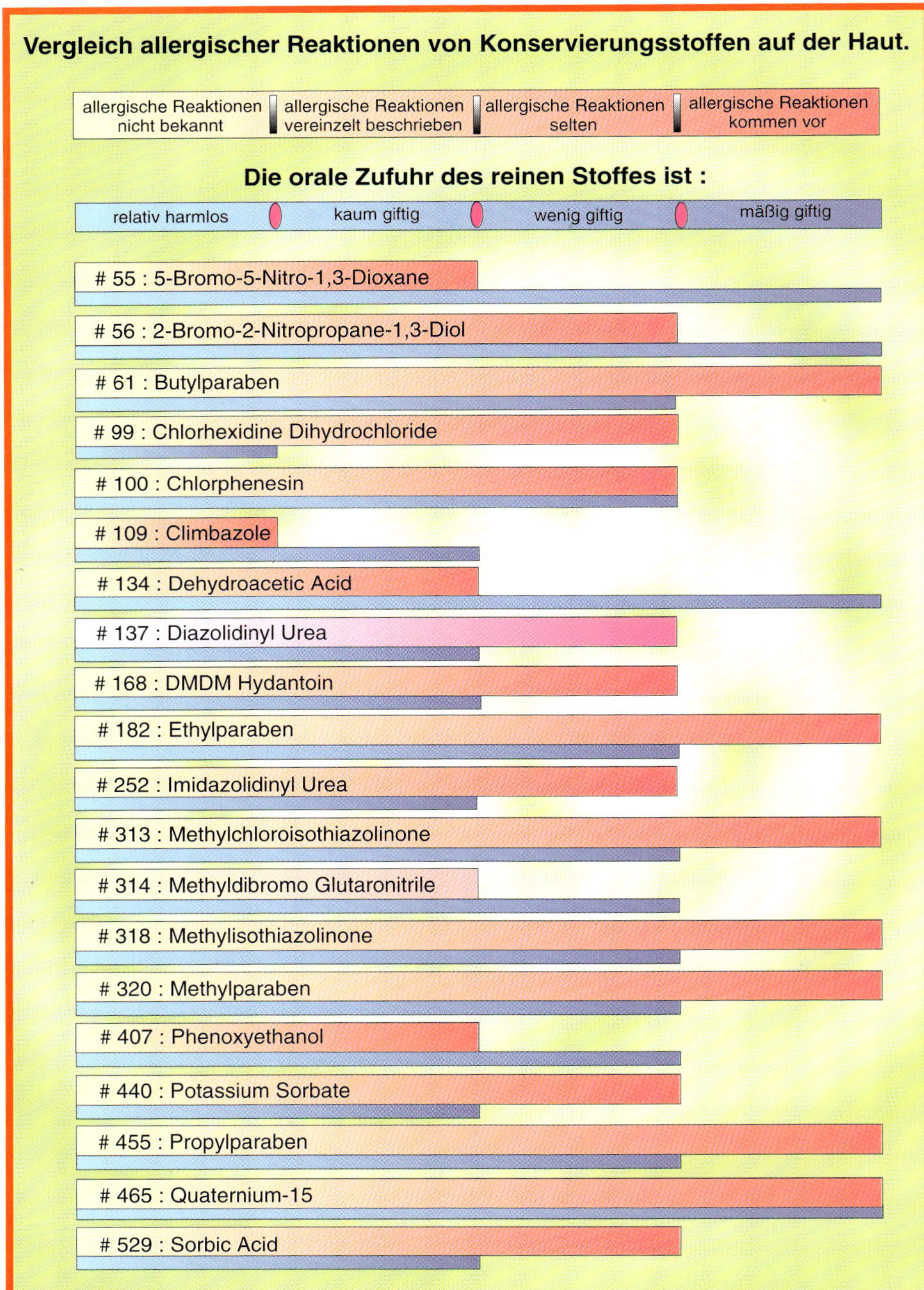
Vergleich allergischer Reaktionen von Konservierungsstoffen auf der Haut.
allergische Reaktionen nicht bekannt
allergische Reaktionen vereinzelt beschrieben
allergische Reaktionen selten
allergische Reaktionen kommen vor
Die orale Zufuhr des reinen Stoffes ist :
relativ harmlos
kaum giftig
wenig giftig
mäßig giftig
# 55 : 5-Bromo-5-Nitro-1,3-Dioxane
# 56 : 2-Bromo-2-Nitropropane-1,3-Diol
# 61 : Butylparaben
# 99 : Chlorhexidine Dihydrochloride
# 100 : Chlorphenesin
# 109 : Climbazole
# 134 : Dehydroacetic Acid
# 137 : Diazolidinyl Urea
# 168 : DMDM Hydantoin
# 182 : Ethylparaben
# 252 : Imidazolidinyl Urea
# 313 : Methylchloroisothiazolinone
# 314 : Methyldibromo Glutaronitrile
# 318 : Methylisothiazolinone
# 320 : Methylparaben
# 407 : Phenoxyethanol
# 440 : Potassium Sorbate
# 455 : Propylparaben
# 465 : Quaternium-15
# 529 : Sorbic Acid

## Butyl Ester of Ethylene/MA Copolymer 59

### ➠ *Polymer auf Basis von Kunstharzen*

Wird synthetisch hergestellt. Wasser- und alkohollösliches (je nach Neutralisierung) Harz für den Einsatz in Haarspray und Haarfestigern. Handelsname der Firma ISP: Gantrez.

## Butyl Methoxydi-benzoylmethane 60

### ➠ *Lichtschutzfilter*

Synthetisch hergestellter UV-A-Sonnenschutzfilter, fettlöslich. Handelsname z.B. Parsol 1789 der Firma Givaudan. Durch dieses Produkt können Allergien auf der Haut auftreten.

## Butylparaben 61

### *Parahydroxybenzoesäurebutylester*

PHB-Butylester, p-Hydroxybenzoesäurebutylester. ➠ Konservierungsmittel, meist in Kombination mit anderen ➠ Parabenen und/oder Phenoxyethanol für kosmetische Produkte. Wirksam in schwach saurem Bereich gegen Hefen und Schimmelpilze, weniger wirksam gegen Bakterien. Sehr schwer wasserlöslich. Allergische Reaktionen kommen vor.

## Butyrolactone 62

### *Organischer, synthetischer Stoff*

Starkes Lösungsmittel für ➠ Polymere und Lackrohstoffe. Zusatz in Nagellackentfernern. Wird auch als Wirkungsbeschleuniger in ➠ Kaltwellen eingesetzt. Besitzt eine gute Hautverträglichkeit. Handelsprodukt ist BLO der Firma ISP.

## Butyrospermum Parkii 63

### *Schibutter*

➠ INCI: Shea Butter. Natürliches Fett, das vorwiegend in Hautpflegemitteln eingesetzt wird.

## Buxus Chinensis 64

### *Jojobaöl*

➠ INCI: Jojoba Oil. Verwendet wird das flüssige Wachs der Samen.

## Calcium Carbonate 65

### *Calciumcarbonat*

Kreide. ➠ Abrasiv in Zahnpasten. Puderbestandteil.

## Calcium Pantothenate 66

### *Vitamin B 5, Calciumsalz*

D-Pantothensäurecalciumsalz. Wird als physiologisch aktiver Wirkstoff in Haut- und Haarpflegemitteln eingesetzt, wobei es die Epithelbildung fördern und beginnenden Haarausfall bekämpfen soll.

## Calcium Peroxide 67

### *Calciumperoxid*

Bleichmittel und Weißmacher in Zahnpasten gegen gelbe Zähne (z.B. Raucherzahnpasten).

## Calcium Thioglycolate 68

### *Calciumthioglykolat*

Wichtiger Wirkstoff in Enthaarungsmitteln (Depilatorien). Darf bis zu 5% als Säure berechnet in diesen Produkten eingesetzt werden. Gebrauchsfertiger ➠ pH-Wert: 7,0 bis 12,7.

## Calendula Officinalis 69

### *Ringelblumenöl*

➠ INCI: Calendula Oil. Der Name Ringelblumenöl oder Calendulaöl wird für den Ölextrakt der Blüten verwendet.

## C 12-15 Alkyl Benzoate 70

### *Benzoesäure-C 12-15-alkoholester*

➠ Ester der Benzoesäure mit synthetischen C 12-15-Alkoholen. Dieser synthetisch hergestellte Ester ist ein sehr dünnflüssiges Öl, das nicht fettend wirkt. Es wird in der Kosmetik anstelle von natürlichen ➠ Lipiden verwendet, da es sich sehr leicht auf der Haut verteilen läßt und fettigen Ölen die Klebrigkeit nimmt. Handelsnamen der Firma Croda: Crodamol AB und der Firma Finetex: Finsolv TN.

## Caprylic/Capric/Linoleic Triglyceride 71

### *Tricapryl/caprin/linolsäureglycerylester*

Gemischter ➠ Ester der gesättigten Caprylsäure (C8), Caprinsäure (C10) und der ungesättigten Linolsäure (C18:2). Dieses synthetisch hergestellte Lipid ist ein dünnflüssiges Öl, das leicht fettend wirkt. Wird hauptsächlich in ➠ Emulsionen als Hautschutzstoff und als ➠ Hautrückfetter eingesetzt. Ein Handelsprodukt ist Miglyol 818 der Firma Hüls.

## Caprylic/Capric Triglyceride 72

### *Tricapryl/caprinsäureglycerylester*

➠ Ester der Capryl- und Caprinsäure mit Glycerin, gesättigt. Auch als ➠ Neutralöl bezeichnet, da es gegen Ranzigwerden sehr beständig ist. Dieser synthetisch hergestellte Ester ist ein dünnflüssiges Öl, das leicht fettend wirkt und das in der Kosmetik wegen seiner guten Haltbarkeit anstelle von natürlichen ➠ Lipiden verwendet wird. Die Substanz läßt sich leicht auf der Haut verteilen und gut in ➠ Emulsionen einarbeiten. Handelsprodukte sind Miglyol 810 der Firma Hüls, Myritol 312 der Firma Henkel und Crodamol GTCC der Firma Croda.

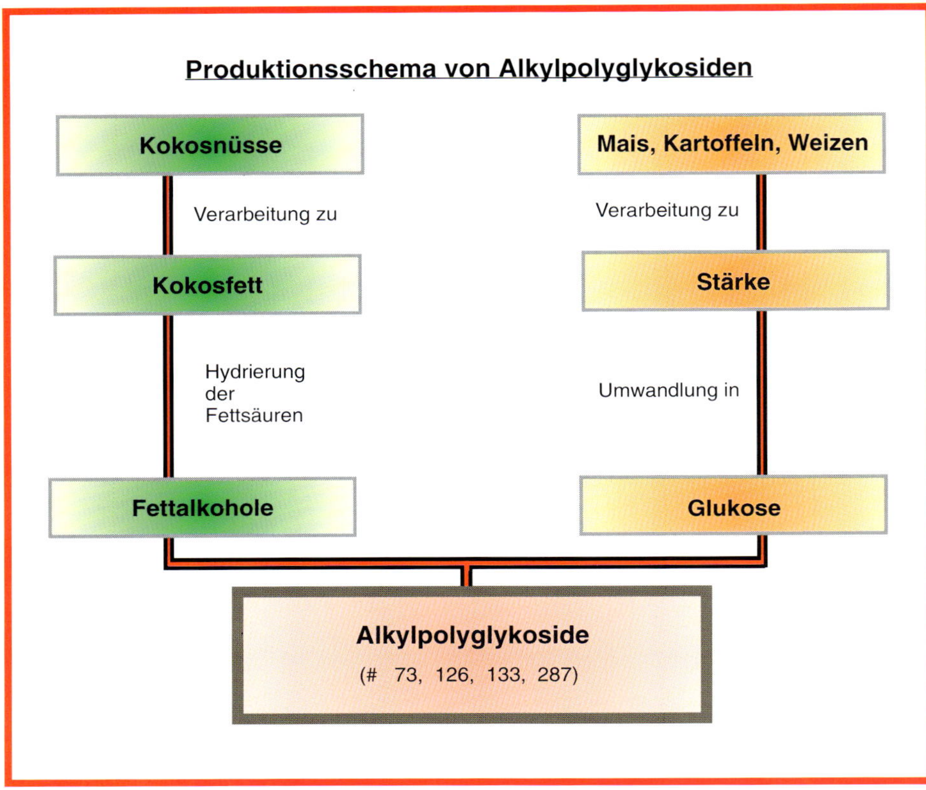


## Caprylyl/Capryl Glucoside 73

### *C 8-C 10-Alkylpolyglukosid*

Synthetisches ➠ Tensid (Alkylpolyglukosid), das aus Polyglukose natürlichen Ursprungs (Zucker, Stärke) und Capryl- und Decylalkohol hergestellt wird. In der Kosmetik wird es als Haupt- oder Cotensid in Shampoos, Dusch- und Schaumbädern eingesetzt. Ein Handelsprodukt ist Oramix CG 110 der Firma Seppic.

## Capsicum Frutescens 74

### *Chili-Extrakt*

➠ INCI: Capsicum Frutescens Extract. Verwendet werden wasserlösliche und öllösliche Extrakte der Chilischoten.

## Carbomer 75

### ➠ Polymer auf Basis von Kunstharzen

Wird synthetisch hergestellt. ➠ Gelbildner für die Wasserphase zur Stabilisierung von ➠ Emulsionen. Handelsname der Firma Goodrich: Carbopol Typ 900 und der Firma 3V Inc.: Synthalen.

## Carica Papaya 76

### Papaya-Extrakt

➠ INCI: Papaya Extract. Verwendung findet meist der wasserlösliche Extrakt der Früchte.

## Carthamus Tinctorius 77

### Distelöl

➠ INCI: Safflower Oil. Färberdistelöl. Verwendet wird das fette Öl der Samen.

## Cellulose Gum 78

### Carboxymethylcellulose, Natriumsalz

CMC, Celluloseether, Natriumsalz. Bildet mit Wasser Schleim. Wird in der Kosmetik als ➠ Konsistenzgeber und ➠ Gelbildner hauptsächlich in Zahnpasten verwendet, seltener in ➠ Emulsionen. In Lebensmitteln zugelassen: E 407.

## Cera alba 79

### Bienenwachs

➠ INCI: Bees Wax. Natürliches, helles, fast weißes Wachs der Honigbienenwaben, die durch Aufschmelzen und Bleichen gereinigt werden. Hauptbestandteile des Bienenwachses sind Ester von Fettsäuren mit langkettigen ➠ Fettalkoholen. Es sind auch freie Fettsäuren und ➠ Kohlenwasserstoffe (➠ Unverseifbares) vorhanden. Die Bleichung erfolgt chemisch oder durch Licht. In der Kosmetik wird Bienenwachs hauptsächlich als ➠ Konsistenzgeber in ➠ Emulsionen und in Stiftpräparaten verwendet. Oft ist es als Naturprodukt mehr oder weniger mit Pestizidrückständen verunreinigt.

## Cera microcristallina 80

### *Ceresin, Mikroparaffin*

➠ INCI: Microcrystalline Wax. Weißes Salbenwachs, Mineralwachs, gereinigtes Erdwachs. Dies sind feste, speziell ausgewählte ➠ Kohlenwasserstoff-Wachse mit sehr feiner, plastischer Struktur, die ein hohes Ölbindevermögen besitzen. In der Kosmetik werden sie als preiswerte ➠ Konsistenzgeber und Stabilisatoren für die Ölphase in ➠ Emulsionen eingesetzt. Weiterhin werden sie in Stiftpräparaten verwendet.

## Ceteareth-2 81
## Ceteareth-3
## Ceteareth-5

### *PEG-2-Cetearylether*
### *PEG-3-Cetearylether*
### *PEG-5-Cetearylether*

➠ Polyethylenglykolether des Cetearylalkohols mit 2 angelagerten ➠ Polyethylenglykolgruppen.
Polyethylenglykolether des Cetearylalkohols mit 3 angelagerten Polyethylenglykolgruppen.
Polyethylenglykolether des Cetearylalkohols mit 5 angelagerten Polyethylenglykolgruppen.
Weiße, wasserdispergierbare Massen, die als ➠ Coemulgatoren und Verdickungsmittel in ➠ Emulsionen verwendet werden. Handelsnamen der Firma Croda: Volpo CS, der Firma Hoechst: Hostacerin T-3.

## Ceteareth-10 82
## Ceteareth-12

### *PEG-10-Cetearylether*
### *PEG-12-Cetearylether*

➠ Polyethylenglykolether des Cetearylalkohols mit 10 angelagerten ➠ Polyethylenglykolgruppen.

Polyethylenglykolether des Cetearylalkohols mit 12 angelagerten Polyethylenglykolgruppen.
Weiße, wasserlösliche Massen, die als ➠ Emulgatoren in ➠ O/W-Emulsionen verwendet werden. Mit Ceteareth-10 bzw. -12 hergestellte Emulsionen sind weitgehend unempfindlich gegen störende Inhaltsstoffe. Fettalkoholpolyethylenglykolether sind jedoch weniger gut hautverträglich, besonders in Sonnenschutzpräparaten (Mallorca-Akne). Handelsname der Firma Henkel: Eumulgin B-1, der Firma Croda: Volpo CS10/12.

## Ceteareth-20 83
## Ceteareth-25

### *PEG-20-Cetearylether*
### *PEG-25-Cetearylether*

➠ Polyethylenglykolether des Cetearylalkohols mit 20 angelagerten Polyethylenglykolgruppen.
Polyethylenglykolether des Cetearylalkohols mit 25 angelagerten Polyethylenglykolgruppen.
Weiße, wasserlösliche Massen, die als ➠ Emulgatoren in ➠ O/W-Emulsionen verwendet werden. Mit Ceteareth-20 bzw. -25 hergestellte Emulsionen sind weitgehend unempfindlich gegen störende Inhaltsstoffe. Fettalkoholpolyethylenglykolether sind jedoch weniger gut hautverträglich, besonders in Sonnenschutzpräparaten (Mallorca-Akne). Handelsname der Firma Henkel: Eumulgin B-2 und der Firma BASF: Cremophor A 25.

## Ceteareth-33 84

### *PEG-33-Cetearylether*

➠ Polyethylenglykolether des Cetearylalkohols mit 33 angelagerten Polyethylenglykolgruppen. Weiße, wasserlösliche Masse, die als ➠ Emulgator in ➠ O/W-Emulsionen verwendet wird.

## Cetearyl Alcohol 85

### *Cetylalkohol-Stearylalkohol-Gemisch*

Cetostearylalkohol. ➠ Fettalkohol-Gemisch, das für den industriellen Bedarf synthetisch aus natürlichen (Rindertalg, Pflanzenfett) oder petrochemischen Vorprodukten hergestellt wird. In der Kosmetik wird es hauptsächlich als ➠ Konsistenzgeber in ➠ Emulsionen eingesetzt. Es erhöht die Feinheit und die Stabilität von Emulsionen. Lanette O ist ein Handelsname der Firma Henkel.

## Cetearyl Glucoside 86

### *C 16-C 18-Alkylpolyglukosid*

➠ Emulgator, der aus Polyglukose natürlichen Ursprungs (Zucker, Stärke) und Cetostearylalkohol hergestellt wird. In der Kosmetik wird er als Haupt- oder Coemulgator in O/W-Emulsionen eingesetzt. Ein Handelsprodukt ist Emulgade PL-1618 der Firma Henkel.

## Cetearyl Isononanoate 87

### *Isononylsäurecetostearylester*

➠ Ester der verzweigtkettigen Isononylfettsäure mit Cetostearylalkohol. Dieser synthetisch hergestellte Ester ist ein dünnflüssiges Öl, das man in der Kosmetik anstelle von natürlichen ➠ Lipiden verwendet, da es nicht ranzig wird. Auf der Haut wirkt es leicht fettend und läßt sich gut verteilen. Es hinterläßt kein klebriges Gefühl und zieht gut ein. Handelsprodukte sind Cetiol SN der Firma Henkel und Tegesoft CI der Firma Goldschmidt.

## Cetearyl Octanoate 88

### *2-Ethylhexansäurecetostearylester*

➠ Ester der Ethylhexansäure mit Cetostearylalkohol. Wird synthetisch hergestellt. 2-Ethythylhexansäure ist eine synthetische Version von den im natürlichen Bürzeldrüsenöl der Wasservögel vorkommenden verzweigtkettigen ➠ Fettsäuren, deren Ester besonders pflegend und wasserabstoßend sind. Handelsname der Firma Croda: Crodamol CAP und der Firma Dragoco: PCL liquid.

## Ceteth-20 89

### *PEG-20-Cetylether*

➠ Polyethylenglykolether des Cetylalkohols mit 20 angelagerten ➠ Polyethylenglykolgruppen.

Weiße, wasserlösliche Masse, die als ➠ Emulgator in ➠ O/W-Emulsionen verwendet wird. Mit Ceteth-20 hergestellte Emulsionen sind weitgehend unempfindlich gegen störende Inhaltsstoffe. Fettalkoholpolyethylenglykolether sind jedoch weniger gut hautverträglich, besonders in Sonnenschutzpräparaten (Mallorca-Akne). Handelsname der Firma Croda: Volpo C20, der Firma ICI: Brij 58.

## Cetrimonium Bromide 90

### *Cetyltrimethylammoniumbromid*

➠ Quaternäre Ammoniumverbindung. Wird in der Kosmetik als ➠ Konditioniermittel vorwiegend in Haarpflegeprodukten wie Cremespülungen, Schaumfestiger usf. eingesetzt. Zieht auf die Haar- und Hautoberfläche auf und glättet diese. Dadurch werden Glanz, leichte Kämmbarkeit und ein weiches Hautgefühl erzeugt.

## Cetrimonium Chloride 91

### *Cetyltrimethylammoniumchlorid*

➠ Quaternäre Ammoniumverbindung. Wird in der Kosmetik als ➠ Konditioniermittel vorwiegend in Haarpflegeprodukten wie Cremespülungen usw. eingesetzt. Zieht auf Haar- und Hautoberfläche auf und glättet diese. Dadurch werden Glanz, leichte Kämmbarkeit und ein weiches Hautgefühl der Haut erzeugt. Ein Handelsprodukt ist Dehyquart A der Firma Henkel.

## Cetyl Alcohol 92

### *Hexadecanol, Palmitylalkohol*

➠ Fettalkohol, der in der Natur in gebundener Form in Ölen, Fetten und Wachsen vorkommt. Für den industriellen Bedarf wird er jedoch synthetisch hergestellt. Cetylalkohol wird von der Haut gut vertragen und macht sie glatt. In der Kosmetik wird er hauptsächlich als ➠ Konsistenzgeber in ➠ Emulsionen eingesetzt. Er erhöht die Feinheit und die Stabilität von Emulsionen.

## Cetyl Dimethicone Copolyol 93

### *Cetylpolymethylsiloxan-Polyethylenglykol-Copolymer*

Silikonderivat. ➠ Emulgator zur Herstellung kosmetischer W/O-Cremes und W/O-Lotionen. Handelsname der Firma Goldschmidt: Abil EM 90.

## Cetyl Isonanoate 94

### *Isonanonsäurecetylester*

➠ Ester der Isonanonsäure mit Cetylalkohol. Dieser synthetisch hergestellte Ester einer stark verzweigten Fettsäure ist ein dünnflüssiges Öl, das in der Kosmetik anstelle von natürlichen ➠ Lipiden verwendet wird, da es sich leicht auf der Haut verteilen läßt, gut in die Haut einzieht und nicht klebrig wirkt.

## Cetyl Palmitate 95

### *Palmitinsäurecetylester*

Hauptbestandteil des Walrats, Cetaceum. Für den industriellen Bedarf wird die Substanz synthetisch hergestellt und dient als Walrat-Substitut. Es wird in der Kosmetik als ➠ Konsistenzgeber in ➠ Emulsionen eingesetzt. Ein Handelsprodukt ist Cutina CP der Firma Henkel.

## Chamomilla Recutita 96

### *Kamillen-Extrakt*

➠ INCI: Matricaria Extract. Deutsche Kamille, Matricaria chamomilla. Wird in der Kosmetik als wasserlöslicher und öliger Extrakt verwendet.

## Chitosan 97

### *Wirkstoff*

Aminozuckerhaltiges Polysaccharid, das durch alkalischen Abbau aus Chitin gewonnen wird. Aus Chitin sind die Stützskelette und Panzer von Krebsen, Insekten, Spinnen und Tausendfüßlern aufgebaut. Chitosan ist in Alkohol und Glycerin löslich und bildet Gele und Filme. Wird in Haarpflegeprodukten eingesetzt.

## Chlorhexidine Digluconate 98

### *Digluconsäure-chlorhexidinsalz*

Gut haut- und schleimhautverträgliches ➠ Konservierungsmittel, Deodoranswirkstoff und Antiseptikum. Es darf im Mundraum (z.B. zu Mundspülungen) verwendet werden und wird auch als Wirkstoff bei Intimspülungen eingesetzt. Zugelassen bis zu einer Höchstmenge von 0,3% Chlorhexidin im Produkt.

## Chlorhexidine Dihydrochloride 99

### *Disalzsäure-chlorhexidinsalz*

Gut haut- und schleimhautverträgliches ➠ Konservierungsmittel, Deodoranswirkstoff und Antiseptikum. Es darf im Mundraum (z.B. zu Mundspülungen) verwendet werden und wird auch als Wirkstoff bei Intimspülungen eingesetzt. Zugelassen bis zu einer Höchstmenge von 0,3% Chlorhexidin im Produkt.

## Chlorphenesin 100

### *Konservierungsstoff*

➠ Konservierungsmittel für kosmetische Produkte. Höchstkonzentration: 0,3%. Allergische Reaktionen selten beschrieben.

## Cholesterol 101

### *Cholesterin*

Kommt in Wollwachs, Eidotter, Gehirn und allen tierischen ➠ Fetten vor. Weiße, hochschmelzende Substanz, die frei oder verestert als ➠ Coemulgator in der Kosmetik Verwendung findet.

## Chondrus Crispus 102

### *Carragheen*

➠ INCI: Carrageenan. Irisches Moos, Knorpeltang. Nordatlantische Rotalgen, die mit heißem Wasser Schleim bilden, der nach dem Erkalten fest wird. In der Kosmetik hauptsächlich als ➠ Konsistenzgeber und ➠ Gelbildner in Zahnpasten verwendet, seltener in ➠ Emulsionen.

## CI … 103

### ➠ *Farbstoffe oder* ➠ *Pigmente*

Colour Index Number. Abkürzung im Zusammenhang mit einer Nummer, die zur Deklarierung kosmetischer Färbemittel in der EU verwendet wird. Haarfarben werden mit ihrer chemischen Bezeichnung gelistet.

*Farbstoffe:*

| | |
|---|---|
| CI 14 700: | Ponceau-SX-rot, allgemein für Kosmetika zugelassen.<br>INCI: FD&C Red No. 4 |
| CI 15 985: | Sunsetgelb, Lebensmittelfarbstoff E 110.<br>INCI: FD&C Yellow No. 6 |
| CI 16 255: | Ponceau-4R-rot, Lebensmittelfarbstoff E 124.<br>INCI: nicht zugelassen |
| CI 17 200: | Rot, allgemein für Kosmetika zugelassen.<br>INCI: D&C Red No. 33 |
| CI 19 140: | Tartrazingelb, Lebensmittelfarbstoff E 102.<br>INCI: FD&C Yellow No. 5 |
| CI 42 051: | Patentblau, Lebensmittelfarbstoff E 131.<br>INCI: nicht zugelassen |
| CI 42 090: | Blau, allgemein für Kosmetika zugelassen.<br>INCI: D&C Blue No. 4 |
| CI 45 430: | Erythrosinrot, Lebensmittelfarbstoff E 127.<br>INCI: nicht zugelassen |
| CI 47 005: | Chinolingelb, Lebensmittelfarbstoff E 104.<br>INCI: D&C Yellow No. 10 |
| CI 74 160: | Phthalocyaninblau, allgemein für Kosmetika zugelassen.<br>INCI: nicht zugelassen |
| CI 74 260: | Chloriertes Phthalocyaningrün, nur für Kosmetika, die nicht mit Schleimhäuten der Augen in Berührung kommen<br>INCI: nicht zugelassen |

*Pigmente:*

| | |
|---|---|
| CI 77 007: | Ultramarinblau, allgemein für Kosmetika zugelassen.<br>INCI: Ultramarines |
| CI 77 288: | Chromoxidgrün, allgemein für Kosmetika zugelassen.<br>INCI: Chromium Oxide Greens |
| CI 77 289: | Chromhydroxidgrün, allgemein für Kosmetika zugelassen.<br>INCI: Chromium Hydroxide Green |

CI 77 491: Eisenoxidrot, für Lebensmittel zugelassen, E 172
INCI: Iron Oxides
CI 77 492: Eisenoxidgelb, für Lebensmittel zugelassen, E 172
INCI: Iron Oxides
CI 77 499: Eisenoxidschwarz, für Lebensmittel zugelassen, E 172
INCI: Iron Oxides
CI 77 891: Titandioxid, Weißpigment, für Lebensmittel zugelassen, E 171
INCI: Titanium Dioxide

## Cinchona 104

### *Chinarindenbaum*

Verwendet werden meist wasserlösliche Extrakte der Rinde.

## C 13-14 Isoparaffin
## C 13-16 Isoparaffin 105

### *Kohlenwasserstoff-Gemische*

Isoalkane oder Isoparaffine. Bezeichnung für ➠ Kohlenwasserstoffe, die im Molekül verzweigte Ketten besitzen und deshalb flüssig sind. Sie werden synthetisch aus Petroleumbenzin durch Umwandlung hergestellt. In der Kosmetik finden sie Einsatz als dünnflüssige, leicht auf der Haut verteilbare ➠ Lipide.

## Citric Acid 106

### *Zitronensäure*

Zur Einstellung des ➠ pH-Wertes in kosmetischen Produkten verwendet. Sie gehört zu den Alpha-Hydroxisäuren (AHA-Säuren) und wirkt auf der Haut leicht keratolytisch (hautauflösend) und wird deshalb in Peelingcremes verwendet.

## Citrulline 107

### *Citrullin*

Im Saft der Wassermelone (Citrullus vulgaris) gefundene ➠ Aminosäure. Wirkstoff für biologisch wirksame Haut- und Haarpflegemittel.

## Citrus Limonum 108

### *Zitronen-Extrakt*
### *Zitronen-Saft*
### *Zitronen-Öl*

➠ INCI: Lemon Extract.
Verwendet wird meist der wasserlösliche Extrakt der Früchte.
INCI: Lemon Juice.
Dies ist der Preßsaft aus den Früchten.
INCI: Lemon Oil.
Das ätherische Öl der Fruchtschalen.

## Climbazole 109

### *Konservierungsstoff*

Antischuppenmittel für Haarpflegepräparate. Handelsname der Firma Haarmann & Reimer: Crinipan AD.

## Cocamide DEA 110

### *Kokosfettsäurediethanolamid*

➠ Fettsäurealkanolamid. Schaumstabilisator und Verdickungsmittel (zum Teil in Verbindung mit Kochsalz) für Shampoos, Schaumbäder und andere tensidhaltige Reinigungsmittel. Das Produkt kann freies ➠ Amin enthalten und deshalb mit Nitroverbindungen krebserregendes ➠ Nitrosamin bilden. Handelsprodukte sind Comperlan KD der Firma Henkel und Witcamide bzw. Rewomid der Firma Witco.

## Cocamide MEA 111

### *Kokosfettsäuremonoethanolamid*

➠ Fettsäurealkanolamid. Schaumstabilisator und Verdickungsmittel (zum Teil in Verbindung mit Kochsalz) für Shampoos, Schaumbäder und andere tensidhaltige Reinigungsmittel. Das Produkt kann freies ➠ Amin enthalten und deshalb mit Nitroverbindungen krebserregendes ➠ Nitrosamin bilden. Ein Handelsprodukt ist Marlamid 1218 der Firma Hüls.

## Cocamide MIPA 112

### *Kokosfettsäuremonoiso-propanolamid*

→ Fettsäurealkanolamid. Schaumstabilisator und Verdickungsmittel (zum Teil in Verbindung mit Kochsalz) für Shampoos, Schaumbäder und andere tensidhaltige Reinigungsmittel. Das Produkt darf kein freies → Amin enthalten, damit es mit Nitroverbindungen kein krebserregendes → Nitrosamin bilden kann. Handelsprodukte sind Rewomid und Witcamide der Firma Witco.

## Cocamidopropylamine Oxide 113

### *Kokosfettamidopropylaminoxid*

Synthetisches → Tensid (Fettaminoxid) auf Basis von Kokosfett. Preiswerte, gut schäumende Wasch- und Schaumgrundlage für Shampoos und Schaumbäder, die mäßig hautfreundlich ist.
Handelsname der Firma Goldschmidt: Aminoxid WS 35, der Firma Witco: Rewominox B 204.

## Cocamidopropyl Betaine 114

### → *Betain*

Synthetisches → Tensid (Amphotensid) synthetischen Ursprungs. Das Produkt hat nichts mit der in Rüben vorkommenden → Aminosäure Betain gemeinsam außer der Form der chemischen Struktur. Guter Schaumbildner in Shampoos und Schaumbädern. Der Schaum ist beständig gegen Seife. Es wird den → Betainen eine bessere Hautverträglichkeit nachgesagt, als Tests bewiesen haben. Cocamidopropyl Betaine sind unter zahlreichen Firmennamen im Handel.

## Cocamidopropyl Dimethylamine 115

### → *Amin*

Kationisches → Konditioniermittel und → Coemulgator für pflegende Haarspülungen, Haarkuren, Hautcremes und Lotionen. Es bewirkt ein angenehmes Hautgefühl und trägt zur Verbesserung von Kämmbarkeit und Griff des Haares bei. Handelsmarke der Firma Goldschmidt ist Tego-Amid D5040.

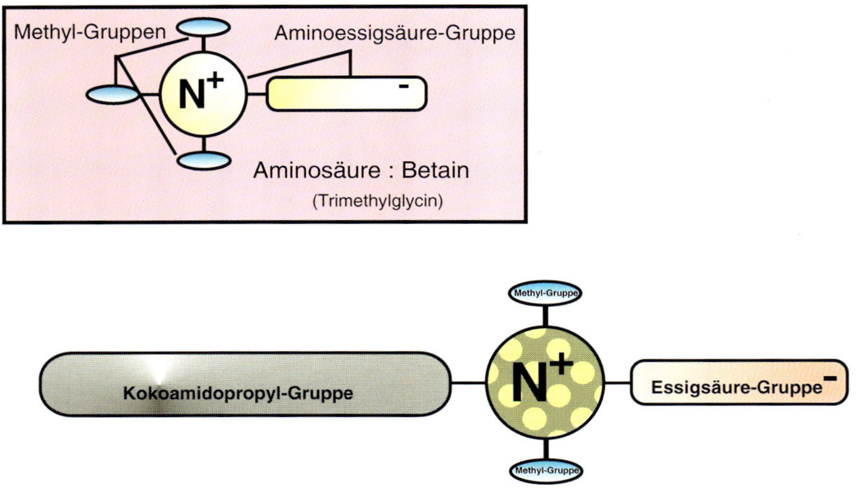


**Waschgrundstoff: Betain**

(siehe Cocamidopropyl Betain # 114 + Betaine, Waschgrundstoffe)

## Cocamidopropyl Hydroxysultaine 116

### *Cocamidopropylhydroxisulfobetain*

Synthetisches ➠ Tensid (Sulfobetain) mit hautfreundlichen Wascheigenschaften. Wird in der Kosmetik hauptsächlich in Shampoos, Dusch- und Schaumbädern eingesetzt. Handelsname der Firma Witco: Rewoteric AM-CAS.

## Cocamidopropyl PG Dimoniumchloride Phosphate 117

### *Kokosfettsäureamidpropylenglykol-Dimethylammoniumchlorid-phosphat*

Synthetische, wasserlösliche ➠ quaternäre Ammoniumverbindung auf Basis von Kokosfett. Sie dient als ➠ Konditioniermittel und besitzt einen leichten antibakteriellen und reinigenden Effekt. Ein Handelsprodukt ist Phospholipid PTÇ der Firma Witco/Mona.

## Cocamine Oxide 118

### *Kokosfettalkyldimethylaminoxid*

Synthetisches ➠ Tensid (Fettalkoholaminoxid). Besitzt im sauren bis neutralen pH-Bereich kationische Eigenschaften und wird hauptsächlich in flüssigen Tensidzubereitungen als Schaumstabilisator und Schaumbooster eingesetzt. Es erhöht die Waschkraft. Wird meist in Allzweckreinigern und flüssigen Waschmitteln eingesetzt. Nicht sehr gut hautverträglich. Handelsname der Firma Goldschmidt: Aminoxide A 4080, der Firma Akzo-Nobel: Aromox DMC-W.

## Coco-Betaine 119

### ➠ *Betain, Cocodimethylglycin*

Synthetisches ➠ Tensid (Amphotensid) synthetischen Ursprungs. Das Produkt hat nichts mit der in Rüben vorkommenden ➠ Aminosäure Betain gemeinsam außer der Form der chemischen Struktur. Guter Schaumbildner in Shampoos und Schaumbädern. Es wird den ➠ Betainen eine bessere Hautverträglichkeit nachgesagt, als Tests bewiesen haben. Markenname der Firma Henkel: Dehyton AB.

## Coco-Caprylate/Caprate 120

### *Capryl-/Caprinsäure-Kokosfettalkoholester*

Gemischter ➠ Ester der C 8- und C 10-Fettsäuren mit den Fettalkoholen aus Kokosfett. Dieser synthetisch hergestellte Ester ist ein dünnflüssiges Öl, das man in der Kosmetik anstelle von natürlichen ➠ Lipiden verwendet, da es nicht ranzig wird. Auf der Haut wirkt es nur leicht fettend und läßt sich gut verteilen. Es hinterläßt kein klebriges Gefühl und zieht gut ein. Ein Handelsprodukt ist Cetiol LC der Firma Henkel.

## Cocodimonium Hydroxypropyl Hydrolyzed Casein 121

### *Protein-Quat*

➠ Quaternäre Ammoniumverbindung, die auf der Basis von Milchproteinen (Casein) aufgebaut ist. Wird in der Kosmetik als ➠ Konditioniermittel vorwiegend in Haarpflegeprodukten wie Cremespülungen, 2-in-1-Shampoos, Schaumfestigern usf. eingesetzt. Zieht auf die Haar- und Hautoberfläche auf und glättet diese. Dadurch werden Glanz, leichte Kämmbarkeit und ein weiches Hautgefühl erzeugt. Handelsname der Firma Seiwa Kasei: Promois Milk-CAQ.

## Cocodimonium Hydroxypropyl Hydrolyzed Collagen 122

### *Protein-Quat*

➠ Quaternäre Ammoniumverbindung, die auf der Basis von Kollagen aufgebaut ist. Wird in der Kosmetik als ➠ Konditioniermittel vorwiegend in Haarpflegeprodukten wie Cremespülungen, 2-in-1-Shampoos, Schaumfestigern usf. eingesetzt. Zieht auf die Haar- und Hautoberfläche auf und glättet diese. Dadurch werden Glanz, leichte Kämmbarkeit und ein weiches Hautgefühl erzeugt. Wegen eventueller Gefahr der Übertragung von Rinder-BSE sind Kollagenprodukte aus der Mode gekommen. Handelsname der Firma Seiwa Kasei: Promois W, der Firma Croda: Croquat M.

## Cocodimonium Hydroxypropyl Hydrolyzed Keratin 123

### *Protein-Quat*

➠ Quaternäre Ammoniumverbindung, die auf der Basis von Wollproteinen (Haare) aufgebaut ist. Wird in der Kosmetik als ➠ Konditioniermittel vorwiegend in Haarpflegeprodukten wie Cremespülungen, 2-in-1-Shampoos, Schaumfestigern usf. eingesetzt. Zieht auf die Haar- und Hautoberfläche auf und glättet diese. Dadurch werden Glanz, leichte Kämmbarkeit und ein weiches Hautgefühl erzeugt. Handelsname der Firma Seiwa Kasei: Promois WK, der Firma Croda: Croquat WKP.

## Cocodimonium Hydroxypropyl Hydrolyzed Wheat Protein 124

### *Protein-Quat*

➠ Quaternäre Ammoniumverbindung, die auf der Basis von Weizenproteinen aufgebaut ist. Wird in der Kosmetik als ➠ Konditioniermittel vorwiegend in Haarpflegeprodukten wie Cremespülungen, 2-in-1-Shampoos, Schaumfestiger usf. eingesetzt. Zieht auf die Haar- und Hautoberfläche auf und glättet diese. Dadurch werden Glanz, leichte Kämmbarkeit und ein weiches Hautgefühl erzeugt. Handelsname der Firma Croda: Hydrotriticum QM.

## Cocodimonium Hydroxypropyl Silk Amino Acids 125

### *Protein-Quat*

➠ Quaternäre Ammoniumverbindung, die auf der Basis von Aminosäuren aus Seide aufgebaut ist. Wird in der Kosmetik als ➠ Konditioniermittel vorwiegend in Haarpflegeprodukten wie Cremespülungen, 2-in-1-Shampoos, Schaumfestiger usf. eingesetzt. Zieht auf die Haar- und Hautoberfläche auf und glättet diese. Dadurch werden Glanz, leichte Kämmbarkeit und ein weiches Hautgefühl erzeugt. Handelsname der Firma Croda ist Crosilkquat.

## Coco-Glucoside 126

### *Kokosfettalkohol-Polyglukosid*

Synthetisches ➠ Tensid (Alkylpolyglukosid), das aus Polyglucose natürlichen Ursprungs (Zucker, Stärke) und Kokosfettalkoholen hergestellt wird. In der Kosmetik wird es als Haupt- oder Cotensid in Shampoos, Dusch- und Schaumbädern eingesetzt. Handelsprodukte sind Plantaren 818 der Firma Henkel und Oramix NS 06 der Firma Seppic.

## Cocoglycerides 127

### *Kokosfettsäureglycerylester*

Mono-/di-/triglyceridgemisch der Kokosfettsäuren. Wird synthetisch hergestellt. Dünnflüssiges Öl, das leicht fettend wirkt und in der Kosmetik anstelle von natürlichen ➠ Lipiden verwendet wird. Es hat ausgezeichnete Lösungseigenschaften für ➠ Lichtschutzfilter. Handelsname der Firma Henkel: Myritol 331.

## Cocos Nucifera 128

### *Kokosfett*

➠ INCI: Coconut Oil. Verwendet wird das Fett der Früchte.

## Collodial Sulfur 129

### *Bioschwefel*

Feinverteilter Schwefel. Dieser besitzt eine keratolytische, seboregulierende und desinfizierende Wirkung auf die Haut, die um so stärker ist, je feiner verteilt der Schwefel vorliegt. Der Schwefel wird zu Schwefelwasserstoff reduziert und entfaltet so seine Wirkung. Er wird in der Kosmetik zur Bekämpfung unreiner Haut, gegen Kopfschuppen und zur Behandlung schnell fettenden Haares eingesetzt.

## Cucumis Sativus 130

### *Gurken ...*

➠ INCI: Cucumber . . . Gurkensaft, Gurkenextrakt, Gurkenkernöl u.a. Produkte werden in der Kosmetik unter dieser Bezeichnung eingesetzt.

## Cyclomethicone 131

### *Cyclopolysiloxan*

Flüchtiges Silikonöl mit ringförmiger Struktur. Es verdunstet je nach Größe des Moleküls mehr oder weniger schnell. Dünnflüssiges, auf der Haut leicht verteilbares ➠ Lipid, das ein glattes und seidiges Hautgefühl hinterläßt. Sehr gut hautverträglich. In ➠ Emulsionen bewirkt Cyclomethicone gute Verteilbarkeit und verhindert das »Weißeln« (Schäumen) beim Auftragen. Handelsname der Firma Goldschmidt: Abil, der Firma Dow-Corning: DC 244/344 + 245/345.

## Daucus Carota 132

### *Karottenöl*

➠ INCI: Carrot Oil. Der Name Karottenöl wird für den Ölextrakt der Wurzelknollen verwendet.

## Decyl Glucoside 133

### *Decylalkohol-Polyglukosid*

Synthetisches ➠ Tensid (Alkylpolyglukosid), das aus Polyglucose natürlichen Ursprungs (Zucker, Stärke) und Decylalkohol hergestellt wird. In der Kosmetik wird es als Haupt- oder Cotensid in Shampoos, Dusch- und Schaumbädern eingesetzt. Handelsprodukte sind Plantaren 2000 der Firma Henkel und Oramix NS 10 der Firma Seppic.

## Dehydroacetic Acid 134

### *Dehydracetsäure*

➠ Konservierungsmittel für kosmetische Produkte. Höchstkonzentration: 0,6%. Allergische Reaktionen gering. Darf nicht in ➠ Aerosolpackungen eingesetzt werden.

## Desamido Collagen 135

### *Kollagen, deamidiert*

Meist aus Rinderhaut gewonnenes, wasserlösliches, natives Kollagen, bei dem Aminoendgruppen in Säuregruppen umgewandelt wurden. Als natives (nur gering abgebautes) Kollagen gerinnt es in der Wärme. In der Kosmetik wird es in Pflegepräparaten zur Glättung der Haut und zur Feuchtigkeitsspeicherung eingesetzt. In letzter Zeit ist es jedoch wegen möglicher Übertragung von Rinder-BSE auf den Menschen aus der Mode gekommen. Ein Handelsprodukt ist Collapuron DAK der Firma Henkel.

## Diammonium Citrate 136

### *Diammoniumhydrogencitrat*

Diammoniumsalz der Zitronensäure (➠ Salze). Wird als ➠ Puffer zur Regulierung des ➠ pH-Wertes eingesetzt.

## Diazolidinyl Urea 137

### *Konservierungsstoff*

Wasserlösliches ➠ Konservierungsmittel für kosmetische Präparate. Höchstkonzentration: 0,5% im Produkt. Handelsname der Firma Sutton ist Germall II.

## Dicaprylyl Ether 138

### *Dicaprylether*

Di-n-Octylether. Synthetisch hergestelltes dünnflüssiges Öl, das nicht fettend wirkt und in der Kosmetik anstelle von natürlichen ➠ Lipiden verwendet wird, da es sich leicht auf der Haut verteilen läßt. Es zieht gut in die Haut ein, wirkt nicht klebrig und wird nicht ranzig. Es unterdrückt die Klebrigkeit fetter Lipide. Handelsname der Firma Henkel: Cetiol OE.

## Diethyl Caprylamide 139

### *Diethylcaprylamid*

➠ Insektrepellent. Wirkstoff für Insektenabwehrmittel. Ölige Flüssigkeit. Handelsname der Firma Merck: Insekt Repellent 790.

## Diethyl Toluamide 140

### *Diethyltoluamid*

Metadelphene, DEET. ➠ Insektrepellent. Wirkstoff für Insektenabwehrmittel. Ölige Flüssigkeit.

## Dihydroxyacetone 141

### *Dihydroxiaceton*

DHA. Wirkstoff in Selbstbräunungsemulsionen. Bildet auf der Haut einen gelbbräunlichen Farbstoff (ohne Sonneneinwirkung), der Sonnenbräune vortäuscht.

## Diisopropyl Adipate 142

### *Adipinsäurediisopropylester*

Synthetisch hergestelltes dünnflüssiges Öl, das nicht fettend wirkt und in der Kosmetik anstelle von natürlichen ➠ Lipiden verwendet wird, da es sich leicht auf der Haut verteilen läßt. Es zieht gut in die Haut ein, wirkt nicht klebrig und wird nicht ranzig. Es unterdrückt die Klebrigkeit fetter Lipide. Handelsname der Firma Croda: Crodamol DA.

## Diisostearoyl Polyglyceryl-3 Diisostearate 143

### *Diisostearylsäure-Diisostearylpolytriglycerylester*

➠ Emulgator zur Herstellung von ➠ W/O-Emulsionen. Ein Handelsprodukt ist Isolan PDI der Firma Goldschmidt.

## Dimethicone 144

### *Polymethylsiloxan*

Silikonöl mit kettenförmiger Struktur. Dünnflüssiges, auf der Haut leicht verteilbares ➠ Lipid, das ein glattes und seidiges Hautgefühl hinterläßt. Sehr gut hautverträglich. In Emulsionen bewirkt Silikonöl eine gute Verteilbarkeit und verhindert das »Weißeln« (Schäumen) beim Auftragen auf die Haut. Ein Handelsprodukt ist Abil der Firma Goldschmidt, ein anderes DC 200 der Firma Dow-Corning.

## Dimethicone Copolyol 145

### *Polymethylsiloxan-Polyethylenglykol-(Polypropylenglykol-)Copolymer*

Silikonderivat. ➠ Polyether des Polymethylsiloxan mit angelagertem ➠ Polyethylenglykol und Polypropylenglykol. Wird als ➠ Haupt- oder Coemulgator für die Herstellung von ➠ W/O-Emulsionen oder von Wasser-in-Silikon-Emulsionen eingesetzt, z.B. in Sonnenschutzpräparaten. Handelsprodukte: Abil B der Firma Goldschmidt, DC 190/193 der Firma Dow-Corning.

## Dimethiconol 146

### *Polymethylsiloxan, hydroxiliert*

Silikonderivat. Polymethylsiloxan mit OH-Endgruppen. Sehr hochviskoses Silikonpolymer, das meist in niedrigviskosem Polymethylsiloxan oder Cyclopolysiloxan gelöst eingesetzt wird. Verwendet in Haarpflegemitteln und Hautemulsionen bildet es einen wasserabstoßenden, jedoch atmungsaktiven Film. Die Oberflächen werden geglättet und dadurch seidig weich und geschmeidig. Handelsprodukte: Abil OSW der Firma Goldschmidt und Q2-1403 der Firma Dow-Corning.

## Dimethyl Ether 147

### *Dimethylether*

➠ Treibgas für ➠ Aerosole (Sprays). Unter Druck flüssiges Gas. Leicht brennbar.

## Dimethyl Phthalate 148

### *Phthalsäuredimethylester*

➠ Insektrepellent. Wirkstoff für Insektenabwehrmittel. Ölige Flüssigkeit. Handelsname der Firma BASF: Palatinol M.

## Dioctyl Adipate 149

### *Adipinsäurediethylhexylester*

Diethylhexyladipat. ➠ Ester der Adipinsäure mit 2-Ethylhexylalkohol. Dieser synthetisch hergestellte Ester ist ein dünnflüssiges Öl, das man in der Kosmetik anstelle von natürlichen ➠ Lipiden verwendet, da es nicht ranzig wird. Auf der Haut wirkt es nur leicht fettend und läßt sich gut verteilen. Es hinterläßt kein klebriges Gefühl und zieht gut ein. Handelsprodukte sind Crodamol DOA der Firma Croda und Arlamol DOA der Firma ICI.

## Dioctylcyclohexane 150

### ➠ *Kohlenwasserstoff*

Synthetisch hergestelltes ➠ Lipid für den Einsatz in kosmetischen und pharmazeutischen Haut- und Haarpflegeprodukten. Stabil gegen Hydrolyse und Oxidation. Ein Handelsprodukt ist Cetiol S der Firma Henkel.

## Dipalmitoylethyl Hydroxyethylmonium Methosulfate 151

### *Quat*

➠ Quaternäre Ammoniumverbindung. Wird in der Kosmetik als ➠ Konditioniermittel vorwiegend in Haarpflegeprodukten wie Cremespülungen und Haarkuren eingesetzt. Zieht auf die Haar- und Hautoberfläche auf und glättet diese. Dadurch werden Glanz, leichte Kämmbarkeit und ein weiches Hautgefühl erzeugt. Ein Handelsprodukt ist Dehyquart C 4046 der Firma Henkel.

## Dipotassium Phosphate 152

### *Dikaliumhydrogenphosphat*

Dikaliumsalz der Orthophosphorsäure (➠ Salze). Wird als ➠ Puffer eingesetzt.

## Dipropylene Glycol 153

### *Dipropylenglykol*

Mit Wasser mischbares Lösungsmittel. Dient als Ersatz für Glycerin. Für Kosmetika in den zur Anwendung kommenden Konzentrationen als sicher eingestuft. Es wird als Extraktionsmittel für Pflanzenteile zur Herstellung von Extrakten verwendet.

## Disodium Azacycloheptane Diphosphonate 154

### *Wirkstoff*

Wirkstoff zum Aufbau von Calcium im Zahnschmelz in Zahnpasten.

## Disodium Cocoamphodiacetate 155

### *Cocoamphocarboxiglycinat, Dinatriumsalz*

➠ Tensid (Amphotensid) synthetischen Ursprungs. Aufgrund der chemischen Struktur kann es je nach ➠ pH-Wert der Umgebung anionisch oder kationisch sein. Es ist stabil in stark saurem oder alkalischem Milieu. Guter Schaumbildner in hartem oder Meerwasser. Es wird meist als Cotensid in Shampoos, Schaum- und Duschbädern eingesetzt. Ein Handelsprodukt ist Rewoteric AM-2C/NM der Firma Witco, ein anderes Miranol C2M der Firma Rhône-Poulenc.

## Disodium EDTA 156

### *Ethylendiamintetraessigsäure, Dinatriumsalz*

In kosmetischen Präparaten als ➠ Sequestriermittel verwendet.

## Disodium Laneth-5 Sulfosuccinate 157

### *PEG-5-Lanolinalkoholethersulfosuccinat, Dinatriumsalz*

Synthetisches ➠ Tensid (Alkoholethersulfosuccinat, Lanolinalkoholethersulfosuccinat) mit hautfreundlichen Wascheigenschaften. Wird in der Kosmetik hauptsächlich in Shampoos, Dusch- und Schaumbädern eingesetzt. Handelsname der Firma Witco: Rewolan 5.

## Disodium Lauramido MEA Sulfosuccinate 158

### *Laurylsäuremonoethanolamidsulfosuccinat, Dinatriumsalz*

Synthetisches ➠ Tensid (Fettsäurealkanolamidsulfosuccinat) mit relativ hautfreundlichen Wascheigenschaften. Wird in der Kosmetik hauptsächlich als Cotensid in Shampoos, Dusch- und Schaumbädern eingesetzt. Handelsname der Firma Witco ist Rewopol SB L-203.

## Disodium Laureth Sulfosuccinate 159

### *Laurylethersulfosuccinat, Dinatriumsalz*

Synthetisches ➠ Tensid (Fettalkoholethersulfosuccinat) mit relativ hautfreundlichen Wascheigenschaften. Wird in der Kosmetik hauptsächlich als Cotensid in Shampoos, Dusch- und Schaumbädern eingesetzt. Handelsname der Firma Witco ist Rewopol SB FA-30, der Firma Zschimmer & Schwarz Setacin 103 Sp.

## Disodium Lauroamphodiacetate 160

### *Lauroamphocarboxiglycinat, Dinatriumsalz*

➠ Tensid (Amphotensid) synthetischen Ursprungs. Es ist stabil in stark saurem oder alkalischem Milieu. Guter Schaumbildner in hartem oder Meerwasser. Es wird meist als Cotensid in Shampoos, Schaum- und Duschbädern eingesetzt. Handelsprodukte sind Miranol H2M der Firma Rhône-Poulenc und Rewoteric AM2L der Firma Witco.

## Disodium Lauryl Sulfosuccinate 161

### *Laurylsulfosuccinat, Dinatriumsalz*

Synthetisches ➠ Tensid (Fettalkoholsulfosuccinat) mit relativ hautfreundlichen Wascheigenschaften. Wird in der Kosmetik hauptsächlich in Shampoos, Dusch- und Schaumbädern und in Seifenstücken (Syndetseifen) eingesetzt. Handelsname der Firma Witco ist Rewopol SB-F12.

## Disodium PEG-5 Laurylcitrate Sulfosuccinate 162

### *Zitronensäure-PEG-5-esterlaurylethersulfosuccinat, Dinatriumsalz*

Synthetisches ➠ Tensid (Alkoholethersulfosuccinat) mit sehr milden und hautfreundlichen Wascheigenschaften, das überwiegend auf natürlichen, nachwachsenden Rohstoffen aufgebaut ist. Es ist gegenüber hartem Wasser gut beständig. Wird in der Kosmetik hauptsächlich in Shampoos, Dusch- und Schaumbädern eingesetzt. Handelsname der Firma Witco: Rewopol SB CS 50.

## Disodium PEG-8 Ricinosuccinate 163

### *PEG-8-Ricinosuccinat, Dinatriumsalz*

Bestandteil eines Deo-Wirkstoffs auf Basis von Ricinolsäure. Handelsprodukt Tego Deo AT der Firma Goldschmidt.

## Disodium Phosphate 164

### *Dinatriumhydrogenphosphat*

Zusatz zu Zahnpasten als ➠ Puffer oder zur Ausfällung von Calciumsalzen.

## Disodium Undecylenamido MEA Sulfosuccinate 165

### *Undecylensäuremonoethanolamidsulfosuccinat, Dinatriumsalz*

Synthetisches ➠ Tensid (Fettsäurealkanolamidsulfosuccinat) mit relativ hautfreundlichen Wascheigenschaften. Wird in der Kosmetik hauptsächlich als Cotensid in Shampoos zur Bekämpfung von Schuppen aufgrund der bakteriostatischen Wirkung der Undecylensäure eingesetzt. Handelsname der Firma Witco ist Rewopol SB U-185.

## Distearoylethyl Hydroxyethylmonium Methosulfate 166

### *Di-Stearinsäureethylester-hydroxyethylmethylmethosulfat*

➠ Quaternäre Ammoniumverbindung, Wird in der Kosmetik als ➠ Konditioniermittel vorwiegend in Haarpflegeprodukten wie Cremespülungen und Haarkuren eingesetzt. Zieht auf die Haar- und Hautoberfläche auf und glättet diese. Dadurch werden Glanz, leichte Kämmbarkeit und ein weiches Hautgefühl erzeugt. Ein Handelsprodukt ist Dehyquart F der Firma Henkel.

## Distearyldimonium Chloride 167

### *Distearyldimethylammoniumchlorid*

➠ Quaternäre Ammoniumverbindung. Wird in der Kosmetik als ➠ Konditioniermittel vorwiegend in Haarpflegeprodukten wie Cremespülungen, Haarkuren,

Schaumfestigern usf. eingesetzt. Zieht auf die Haar- und Hautoberfläche auf und glättet diese. Dadurch werden Glanz, leichte Kämmbarkeit und ein weiches Hautgefühl erzeugt. Handelsname der Firma Hoechst: Genamin DSAC, der Firma Witco: Varisoft TA 100.

## DMDM Hydantoin 168

### *1,3-Dimethylol-5,5-Dimethylhydantoin*

Wasserlösliches ➠ Konservierungsmittel für kosmetische Präparate, das ein sehr breites Wirkungsspektrum hat und im ➠ pH-Bereich von 3,5 bis 10,0 wirksam ist. Enthält freies Formaldehyd und etwa 17% gebundenes Formaldehyd. Dieses Konservierungsmittel wirkt durch Abspaltung von freiem Formaldehyd, welches das Fertigpräparat konserviert. Höchstkonzentration: 0,6%. Handelsname der Firma Lonza ist Glydant.

## Echinacea Angustifolia 169
## Echinacea Purpurea

### *Sonnenhut-Extrakt*
### *Sonnenhut-Extrakt*

➠ INCI: Coneflower Extract.
INCI: Coneflower Extract.
Hauptsächlich werden wäßrige Extrakte der Wurzel verwendet. Man setzt auch die Blätter und das Kraut zur Extraktion ein.

## Ethanolamine 170

### *Monoethanolamin, Aminoethanol*

MEA. ➠ Alkanolamin. Organische Base zur Neutralisierung von Säuren (z.B. Alkyletherschwefelsäure zur Herstellung von Waschrohstoffen) und zur Einstellung des ➠ pH-Wertes in kosmetischen Anwendungen (z.B. ➠ Kaltwellmitteln). Weiterhin zur Neutralisierung von Gelbildnern (Carbomer-Polymeren) in der Wasserphase von ➠ O/W-Emulsionen. Kann mit nitrosierend wirkenden Stoffen die krebserregenden ➠ Nitrosamine bilden und darf deshalb nur mit 99% Reinheit verwendet werden und nicht mehr als 0,5% Dialkanolamine enthalten.

## Ethanolamine Thioglycolate 171

### *Monoethanolaminthioglykolat*

➠ Salz des Monoethanolamins und der Thioglykolsäure. Wichtiger Wirkstoff in Dauerwellmitteln (➠ Kaltwelle) zur Kräuselung der Haare. Darf bis zu 11% als Säure berechnet in gewerblichen Produkten und bis zu 8% als Säure berechnet in Heimwellen eingesetzt werden. Gebrauchsfertiger ➠ pH-Wert: 7,0 bis 9,5.

## Ethoxydiglycol 172

### *Diethylenglykolmonoethylether*

Lösemittel Apevau. Mit Wasser mischbares Lösungsmittel. Sehr schwer flüchtig. Für Kosmetika in den zur Anwendung kommenden Konzentrationen als sicher eingestuft. Es wird als Extraktionsmittel für Pflanzenteile zur Herstellung von Extrakten verwendet.

## Ethyl Acetate 173

### *Essigsäureethylester*

Essigester. ➠ Ester der Essigsäure mit Ethanol. Lösungsmittel für Nagellacke und in Nagellackentfernern. Aromastoff in Ei-Rum-Shampoos.

## Ethyl Butylacetylaminopropionate 174

### *Wirkstoff*

➠ Insektrepellent. Wirkstoff für Insektenabwehrmittel. Ölige Flüssigkeit. Handelsname der Firma Merck: Insekt Repellent 3535.

## Ethylene/Acrylic Acid Copolymer 175

### ➠ *Polymer auf Basis von Kunstharzen*

Wird synthetisch hergestellt. ➠ Gelbildner für die Ölphase zur Stabilisierung von ➠ Emulsionen. Handelsname der Firma Allied: A-C Copolymer.

## Ethyl Ester of Hydrolyzed Animal Protein 176

### *Ethylester von hydrolysiertem Kollagen*

➠ Ester der Kollagenaminosäuren mit Ethylalkohol, um diese in organischen Lösemitteln (z.B. Alkohol) löslich zu machen, damit sie in wasserfreien Anwendungen wie Nagellack, Haarspray usf. eingesetzt werden können. Handelsprodukte sind Crotein ASC der Firma Croda und Promois A der Firma Seiwa Kasei.

## Ethyl Ester of Hydrolyzed Silk 177

### *Ethylester von hydrolysierter Seide*

➠ Ester der Seidenaminosäuren mit Ethylalkohol, um diese in organischen Lösemitteln (z.B. Alkohol) löslich zu machen, damit sie in wasserfreien Anwendungen wie Nagellack, Haarspray usf. eingesetzt werden können. Ein Handelsprodukt ist Promois Silk-A der Firma Seiwa Kasei.

## Ethyl Ester of PVM/MA Copolymer 178

### ➠ *Polymer auf Basis von Kunstharzen*

Wird synthetisch hergestellt. Wasser- und alkohollösliches (je nach Neutralisierung) Harz für den Einsatz in Haarsprays und Haarfestigern. PVM/MA: Polyvinylmethylether/Maleinsäure. Handelsname der Firma ISP: Gantrez ES.

## Ethyl Hexanediol 179

### *Octylglykol*

➠ Insektrepellent. Wirkstoff für Insektenabwehrmittel. Ölige Flüssigkeit. Konsistenzregulierungsmittel für ➠ Emulsionen.

## Ethyl Linolenate 180

### *Linolensäureethylester*

➠ Ester der Linolensäure (C 18:3) mit Ethylalkohol. Dünnflüssiges Öl, das als Vitamin-F-Ethylester in Vitamincremes und Haut- und Haarpflegemitteln mit Vitamin F eingesetzt wird.

## Ethyl Minkate 181

### *Nerzölfettsäureethylester*

➠ Ester der Fettsäuren aus Nerzfett mit Ethylalkohol. Dünnflüssiges Öl. Wird in Pflegeemulsionen für die Hand- und Hautpflege eingesetzt.

## Ethylparaben 182

### *Parahydroxybenzoesäureethylester*

PHB-Ethylester, p-Hydroxybenzoesäureethylester. ➠ Konservierungsmittel meist in Kombination mit anderen ➠ Parabenen und/oder Phenoxyethanol für kosmetische Produkte. Wirksam in schwach saurem Bereich gegen Hefen und Schimmelpilze, weniger wirksam gegen Bakterien. Sehr schlecht wasserlöslich. Gehört zu den meistverwendeten Konservierungsstoffen. Allergische Reaktionen kommen vor.

## Etidronic Acid 183

### *Etidronsäure*

➠ Sequestriermittel, das in Kosmetikpräparaten zur Bindung mehrwertiger Metalle eingesetzt wird. Etidronsäure dient zur Stabilisierung von Wasserstoffperoxid-Lösungen und ➠ Kaltwellprodukten. In konzentrierter Form ist sie eine stark ätzende Säure. Ein Handelsprodukt ist Turpinal SL der Firma Henkel. Siehe auch Tetrasodium Etidronate.

## Farnesol 184

### *Farnesol*

Natürlicher Wirkstoff für ➠ Deodorants. Blumig riechende Substanz. Kommt z.B. im ätherischen Öl von Maiglöckchen und Lindenblüten vor.

## Formic Acid 185

### *Ameisensäure*

Wird in kosmetischen Grundstoffen, hauptsächlich in ➠ Tensiden, als ➠ Konservierungsmittel verwendet.

## Fucus Vesiculosus 186

### *Blasentang-Extrakt*

➠ INCI: Bladderwrack Extract. Verwendet werden wasserlösliche Extrakte der ganzen Pflanze.

## Gentiana Lutea 187

### *Enzian-Extrakt*

➠ INCI: Gentian Extract. Verwendet werden meist wasserlösliche Extrakte der Wurzeln.

## Ginkgo Biloba 188

### *Ginkgo-Extrakt*

➠ INCI: Ginkgo Biloba Extract. Verwendet wird meist der wasserlösliche Extrakt der Blätter.

## Glutamic Acid 189

### *Glutaminsäure*

➠ Aminosäure, die in der Natur als proteinbildender Stoff weit verbreitet ist. In Form des Natriumsalzes (Natriumglutamat) in beträchtlichen Mengen als Aromastoff für Fleischerzeugnisse in der Lebensmittelindustrie verwendet. In der Kosmetik wird Glutaminsäure in Feuchtigkeit spendenden Präparaten eingesetzt.

## Glycerin 190

### *Glycerin, Glycerol*

1,2,3-Propantriol, Alkohol mit 3 funktionellen OH-Gruppen. Wird in der Kosmetik als Feuchthaltemittel verwendet, da Glycerin stark ➠ hygroskopisch ist. In Hautpflegepräparaten kann es je nach Konzentration nachteilig wirken, wenn es wegen ungenügender Luftfeuchtigkeit der Haut Wasser entzieht und diese dadurch austrocknet. In höherer Konzentration schleimhautreizend. Feuchthaltemittel in Zahnpasten.

## Glyceryl Isostearate 191

### *Isostearinsäureglycerylester*

➠ Ester der Isostearinsäure mit Glycerin. Hilfs- und ➠ Coemulgator für ➠ W/O-Emulsionen. Wird vielfach in Emulgatorgemischen verwendet. Ein Handelsprodukt ist Protegin bzw. Tegin ISO der Firma Goldschmidt.

## Glyceryl Laurate 192

### *Laurinsäureglycerylester*

➠ Ester der Laurinsäure mit Glycerin. Wichtiges Einsatzgebiet für Glyceryllaurat ist das als ➠ Verträglichkeitsverbesserer in Shampoos, Dusch- und Schaumbädern. Wird auch als Deodoranswirkstoff und als ➠ Konsistenzgeber in ➠ Emulsionen eingesetzt. Handelsname der Firma Croda: Cithrol GML, der Firma Henkel: Monomuls 90-L-12 und der Firma Goldschmidt: Tegin L-90.

## Glyceryl Linoleate 193

### *Linolsäuremonoglycerylester*

➠ Ester der Linolsäure (C 18:2) mit Glycerin. Leicht viskoses Öl, das als Vitamin-F-Glycerinester in Vitamincremes und Haut- und Haarpflegemitteln mit Vitamin F eingesetzt wird.

## Glyceryl Linolenate 194

### *Linolensäuremonoglycerylester*

➠ Ester der Linolensäure (C 18:3) mit Glycerin. Leicht viskoses Öl, das als Vitamin-F-Glycerinester in Vitamincremes und Haut- und Haarpflegemitteln mit Vitamin F eingesetzt wird.

## Glyceryl Oleate 195

### *Ölsäuremonoglycerylester*

➠ Ester der Ölsäure mit Glycerin mit hohem Anteil an Monoester. Wird als ➠ Überfettungsmittel in Dusch- und Schaumbädern eingesetzt. ➠ Coemulgator für ➠ W/O-

Emulsionen. Handelsname der Firma Henkel: Monomuls 90-O-18, der Firma Croda: Cithrol GMO, der Firma Goldschmidt: Tegin O.

## Glyceryl Polymethacrylate 196

### *Polymethacrylsäureglycerylester*

➠ Gelbildner für die Herstellung von wasserklaren Gelen, die wasserlösliche Wirkstoffe enthalten können. Zur Stabilisierung der Wasserphase von ➠ Emulsionen. Firmenname der Firma Guardian: Lubrajel NP.

## Glyceryl Stearate 197

### *Stearinsäuremonoglycerylester*

Glycerinmonosterat. Gemisch von Mono- und Diestern der Stearinsäure mit Glycerin. Wird synthetisch aus meist natürlichen Rohstoffen (Rindertalg, Pflanzenfette) hergestellt. In der Kosmetik dient es als ➠ Konsistenzgeber in ➠ Emulsionen. Handelsname der Firma Akzo-Nobel: Elfacos GMS, der Firma Henkel: Cutina GMS und der Firma Goldschmidt: Tegin.

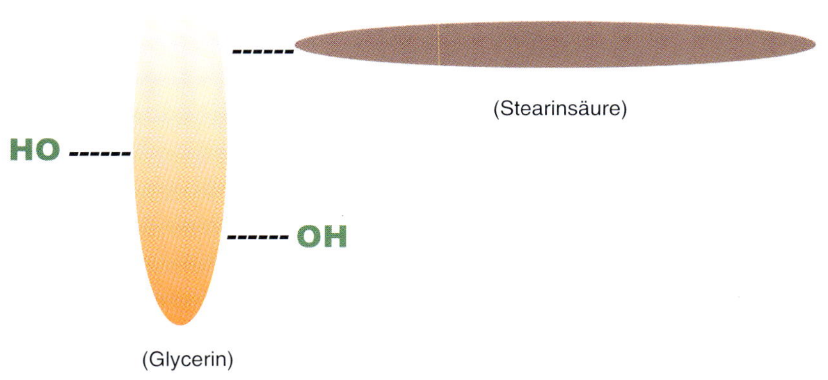


**Glycerinmonostearat**

(siehe Glyceryl Stearate # 197 + Glyceride)

## Glyceryl Stearate Citrate 198

### *Zitronensäureglycerylmono/distearatester*

Zitronensäureester des Glycerinmono/distearats (➠ Ester). Wird als ➠ Emulgator in ➠ O/W-Emulsionen verwendet. Gut hautverträglich. Für die Lebensmittelindustrie zugelassen. Handelsname der Firma Hüls: Imwitor 370.

## Glyceryl Stearate SE 199

### *Stearinsäuremonoglycerylester, selbstemulgierend*

Glycerinmonosterat, selbstemulgierend. Gemisch von Mono- und Diestern der Stearinsäure mit Glycerin. Wird synthetisch aus meist natürlichen Rohstoffen (Rindertalg, Pflanzenfette) hergestellt. Damit bei Zusatz von heißem Wasser spontan ➠ Emulsionen gebildet werden (selbstemulgierend), gibt man kleine Mengen Natrium- oder Kaliumseife (Natrium- oder Kaliumstearat) hinzu. In der Kosmetik Verwendung als Basis und ➠ Konsistenzgeber in Emulsionen. Handelsname der Firma Croda: Cithrol GMS S/E, der Firma Hüls: Imwitor 690, der Firma Goldschmidt: Tegin und der Firma Henkel: Cutina KD 16.

## Glyceryl Thioglycolate 200

### *Thioglykolsäureglycerylester*

➠ Ester des Glycerins und der Thioglykolsäure. Wichtiger Wirkstoff in sauren Dauerwellen (➠ Kaltwellen) zur Kräuselung der Haare. Darf bis zu 11% als Säure berechnet in gewerblichen Produkten und bis zu 8% als Säure berechnet in Heimwellen eingesetzt werden. Verpackungen müssen die Aufschrift tragen: Kann bei Hautkontakt eine Sensibilisierung hervorrufen, geeignete Handschuhe tragen. Gebrauchsfertiger ➠ pH-Wert: 6,0 bis 9,5.

## Glycine 201

### *Glycin, Aminoessigsäure*

Eine der einfachsten ➠ Aminosäuren, auch Glycocoll oder Leimsüß genannt. Kommt praktisch in allen Eiweißstoffen als Baustein vor. Wirkstoff und ➠ Feuchtigkeitsfaktor für biologisch wirksame Hautpflegemittel.

## Glycine Soja 202

### *Sojaöl*

➠ INCI: Soybean Oil. Pflanzliches, fettes Öl aus der Sojabohne. Wird in der Kosmetik häufig als natürliches ➠ Lipid eingesetzt.

## Glycine Soja 203

### *Sojaöl-Sterol*

➠ INCI: Soybean Sterol. Natürliche Phytosterole, die aus dem Unverseifbaren des Sojaöls gewonnen werden. ➠ Coemulgator für W/O-Emulsionen. Sehr gut hautverträglich und pflegend. Handelsname der Firma Henkel ist Generol 122.

## Glycogen 204

### *Glykogen*

Polysaccharid, das aus bis zu 100 000 Glukose-Einheiten bestehen kann. Kommt in der Natur in der Leber vor. Wird in der Kosmetik in Feuchtigkeit spendenden Präparaten eingesetzt.

## Glycol Distearate 205

### *Distearinsäureethylenglykolester*

Distearinsäureester des Ethylenglykols. Wachsartige Substanz. Dient hauptsächlich als ➠ Perlglanz- oder Trübungsmittel in Shampoos und Schaumbädern. Weiterhin als ➠ Konsistenzgeber in ➠ Emulsionen. Handelsname der Firma Witco: Rewopal PG-280, der Firma Henkel: Cutina EGS und der Firma Goldschmidt: Tegin EGS.

## Glycolic Acid 206

### *Glykolsäure*

Hydroxyessigsäure. Zur Einstellung des ➠ pH-Wertes in kosmetischen Produkten verwendet. Die Substanz gehört zu den Alpha-Hydroxysäuren (AHA-Säuren) und wirkt auf der Haut leicht keratolytisch (hautauflösend) und wird deshalb in Peelingcremes und Haarpflegeprodukten verwendet.

## Glycol Stearate 207

### *Monostearinsäureethylenglykolester*

Monoester der Stearinsäure und des Ethylenglykols. Wachsartige Substanz. Dient hauptsächlich als ➠ Perlglanz- oder Trübungsmittel in Shampoos und Schaumbädern, weiterhin als ➠ Konsistenzgeber in ➠ Emulsionen. Handelsname der Firma Akzo-Nobel: Kessco EGMS, der Firma Goldschmidt: Tegin G 6100.

## Glycosaminoglycans 208

### *Glykosaminoglykane, Mucopolysaccharide*

Natürliche Verbindungen, die in der Grundsubstanz des Bindegewebes und in den Schleimstoffen des Körpers vorkommen. Zu den Glykosaminoglykanen gehören z.B. Hyaluronsäure, Chondroitinsulfat, Keratansulfat, Heparin u.a. Gewonnen werden sie aus Dünndarm, Bindehaut und Knorpel von Schlachttieren. Den Stoffen wird eine wassereinschleusende und -speichernde Wirkung zugeschrieben. In der Kosmetik werden sie in Feuchtigkeit spendenden Präparaten eingesetzt.

## Glycyrrhetinic Acid 209

### *Glycyrrhetinsäure*

Findet sich in der Natur gebunden im Glycyrrhizin der Süßholzwurzel. Die Säure wirkt bakteriostatisch und entzündungshemmend. In der Kosmetik wird sie in Präparaten zur Pflege unreiner und geröteter Haut eingesetzt.

## Glycyrrhiza Glabra 210

### *Süßholz-Extrakt*

➠ INCI: Licorice Extract. Verwendet wird der wasserlösliche Extrakt der Wurzeln.

## Guanosine 211

### *Guanosin*

Baustein von Ribonucleinsäuren, z.B. aus Hefe gewonnen. Wirkstoff und ➠ Feuchtigkeitsfaktor für biologisch wirksame Hautpflegemittel.

## Guar Hydroxypropyltrimonium Chloride 212

### *Hydroxipropylguartrimethylammoniumchlorid*

➠ Quaternäre Ammoniumverbindung, die auf der Basis von propoxiliertem Guarkernmehl aufgebaut ist. Wird in der Kosmetik als ➠ Konditioniermittel vorwiegend in Haarpflegeprodukten wie Cremespülungen, 2-in-1-Shampoos, Schaumfestigern usf. eingesetzt. Zieht auf die Haar- und Hautoberfläche auf und glättet diese. Dadurch werden Glanz, leichte Kämmbarkeit und ein weiches Hautgefühl erzeugt. Handelsnamen sind Cosmedia Guar der Firma Henkel sowie Jaguar C und HiCare der Firma Rhône-Poulenc.

## Hamamelis Virginiana 213
## Hamamelis Virginiana

### *Hamamelis-Extrakt*
### *Hamamelis-Destillat*

➠ INCI: Witch Hazel Extract. Verwendet wird der Extrakt der Blätter und der Rinde.
INCI: Witch Hazel Distillate. Destillationswasser der Blätter, Rinde und Zweige.
Auch Hexenhasel oder Zaubernuß genannt.

## Hectorite 214

### *Hectorit*

Weißes Mineral, das in Wasser dispergiert, Gele bildet. Es wird als Stabilisator in ➠ Emulsionen, Make-up-Produkten, Zahnpasten, Roll-ons usf. eingesetzt.

## Hedera Helix 215

### *Efeu-Extrakt*

➠ INCI: Ivy Extract. Verwendet wird meist der wasserlösliche Extrakt der Blätter.

## Helianthus Annuus 216

### *Sonnenblumenöl*

➠ INCI: Sunflower Oil. Verwendet wird das fette Öl der Samen.

## Hexyldecanol 217

### *2-Hexyl-1-decylalkohol*

Synthetisch hergestelltes dünnflüssiges Öl, das nicht fettend wirkt und in der Kosmetik anstelle von natürlichen ➠ Lipiden verwendet wird, da es sich leicht auf der Haut verteilen läßt. Es zieht gut in die Haut ein, wirkt nicht klebrig und wird nicht ranzig. Handelsname der Firma Henkel: Eutanol G 16.

## Hexyldecyl Laurate 218

### *Laurinsäurehexyldecylester*

Synthetisch hergestelltes ➠ Lipid, das leicht fettend wirkt und in der Kosmetik anstelle von natürlichen Lipiden verwendet wird, da es sich leicht auf der Haut verteilen läßt. Es wirkt nicht klebrig und wird nicht ranzig.

## Hexylene Glycol 219

### *Hexylenglykol*

Extraktionsmittel für Pflanzenteile zur Herstellung von Extrakten. Verdünnungsmittel für Amphotenside, um die Originalprodukte besser verarbeitbar zu machen. Zusatz zu Tensidformulierungen, um den Produkten eine gute Klarheit und Brillanz im Aussehen zu geben.

## Hexyl Laurate 220

### *Laurinsäurehexylester*

Dünnflüssiges ➠ Lipid, das nicht fettend wirkt und in der Kosmetik anstelle von natürlichen Lipiden verwendet wird, da es sich leicht auf der Haut verteilen läßt. Es zieht gut in die Haut ein, wirkt nicht klebrig und wird nicht ranzig. Handelsname der Firma Henkel: Cetiol A.

## Histidine Hydrochloride 221

### *Histidinhydrochlorid*

➠ Aminosäure, die in der Kosmetik in Feuchtigkeit spendenden Präparaten eingesetzt wird. Histidin wirkt antiallergen.

## Hyaluronic Acid 222

### *Hyaluronsäure*

Glykosaminoglykan (Mucopolysaccharid), das Bestandteil der Bindegewebe ist. Hochmolekulare Verbindung, der eine wassereinschleusende und -speichernde Wirkung zugeschrieben wird. In der Kosmetik wird sie in Feuchtigkeit spendenden Präparaten eingesetzt.

## Hydrated Silica 223

### *Kieselsäure*

Kieselsäuregel, Silicagel. Wird synthetisch hergestellt. Sehr leichte, voluminöse Pulver, die mit Wasser und ➠ Lipiden ➠ Gele bilden. Nicht toxisch und mit Haut und Schleimhäuten gut verträglich. Wird hauptsächlich in Zahnpasten verwendet, besonders in transparenten Gelzahnpasten. Ein bekannter Handelsname ist Aerosil der Firma Degussa.

## Hydrogenated Castor Oil 224

### *Rizinusöl, hydriert*

Gehärtetes Rizinusöl. Wachsartiges Fett. ➞ Konsistenzgeber für ➞ Emulsionen. Handelsname der Firma Henkel: Cutina HR.

## Hydrogenated Coco-Glycerides 225

### *Kokosöl, hydriert*

Gehärtetes Kokosöl. Wachsartiges Fett. ➞ Konsistenzgeber für ➞ Emulsionen. Handelsname der Firma Hüls: Softisan 100.

## Hydrogenated Jojoba Oil 226

### *Jojobaöl, hydriert*

Jojobawachs, Jojoba Beads. Wird als Konsistenzgeber in ➞ Emulsionen verwendet, um Produkte als »mit Jojoba« ausloben zu können.

## Hydrogenated Lanolin 227

### *Wollwachs, hydriert*

Gehärtetes Lanolin. Festes Wachs, das als ➞ Konsistenzgeber und ➞ Überfettungsmittel hauptsächlich in Hautpflegemitteln eingesetzt wird. Handelsname der Firma Croda: Satulan.

## Hydrogenated Lecithin 228

### *Lecithin, hydriert*

Durch die Hydrierung und Reinigung entsteht ein helles und wachsartiges Produkt, das weitgehend gegen Ranzigwerden beständig ist. Es wird als ➞ Konsistenzgeber oder als Grundlage zur Herstellung von ➞ Liposomen verwendet.

## Hydrogenated Palm Glycerides 229

### *Palmfettsäureglycerylester, hydriert*

Weiches Wachs, das als ➠ Konsistenzgeber in ➠ O/W-Emulsionen eingesetzt wird. Ein Handelsprodukt ist Monomuls 60-35 der Firma Henkel.

## Hydrogenated Polyisobutene 230

### *Polyisobutylen, hydriert*

➠ Kohlenwasserstoff. Synthetisch hergestelltes ➠ Lipid für den Einsatz in kosmetischen und pharmazeutischen Haut- und Haarpflegeprodukten. Stabil gegen Hydrolyse und Oxidation, dem natürlichen Squalan sehr ähnlich. Durch den stark verzweigten Aufbau des Moleküls wirkt es nicht okklusiv (nicht die Poren verschließend und nicht die Hautatmung behindernd). Ein Handelsprodukt ist Luvitol HP der Firma BASF.

## Hydrogenated Tallow Glyceride 231

### *Monotalgfettsäureglycerylester, hydriert*

Weiches Wachs, das als ➠ Konsistenzgeber in ➠ O/W-Emulsionen eingesetzt wird. Weiterhin dient es als ➠ Überfettungsmittel in Verbindung mit Eiweißkondensaten.

## Hydrolyzed Collagen 232

### *Kollagen, hydrolysiert*

Kollagenhydrolysat, abgebautes, wasserlösliches Kollagen. Dient als Pflegezusatz, ➠ Feuchtigkeitsfaktor und ➠ Verträglichkeitsverbesserer in Körperpflegemitteln und Haarpflegeprodukten. In letzter Zeit ist es jedoch wegen möglicher Übertragung von Rinder-BSE auf den Menschen aus der Mode gekommen. Handelsname der Firma Croda: Cropepsol, Crotein, der Firma Henkel: Nutrilan, der Firma Seiwa Kasei: Promois W.

## Hydrolyzed Keratin 233

### *Keratin, hydrolysiert*

Abgebautes, wasserlösliches Keratin. Dient als Pflegezusatz in Haarpflegeprodukten und Körperpflegemitteln. Handelsname der Firma Croda: Crotein K/WKP.

## Hydrolyzed Milk Protein 234

### *Milcheiweiß, hydrolysiert*

Abgebautes, wasserlösliches Milchprotein. Dient als Pflegezusatz, ➠ Feuchtigkeitsfaktor und ➠ Verträglichkeitsverbesserer in Körperpflegemitteln und Haarpflegeprodukten. Handelsname der Firma Croda: Hydrolactin 2000.

## Hydrolyzed Silk 235

### *Seidenprotein, hydrolysiert*

Abgebautes, wasserlösliches Seidenprotein. Dient als Pflegezusatz, ➠ Feuchtigkeitsfaktor und ➠ Verträglichkeitsverbesserer in Körperpflegemitteln und Haarpflegeprodukten. Handelsname der Firma Croda: Crosilk, der Firma Seiwa Kasei: Promois Silk.

## Hydrolyzed Soy Protein 236

### *Sojaprotein, hydrolysiert*

Abgebautes, wasserlösliches Sojaprotein. Dient als Pflegezusatz, ➠ Feuchtigkeitsfaktor und ➠ Verträglichkeitsverbesserer in Körperpflegemitteln und Haarpflegeprodukten. Handelsname der Firma Croda: Hydrosoy 2000.

## Hydrolyzed Sweet Almond Protein 237

### *Süßmandelprotein, hydrolysiert*

Abgebautes, wasserlösliches Protein aus Süßmandeln. Dient als Pflegezusatz, ➠ Feuchtigkeitsfaktor und ➠ Verträglichkeitsverbesserer in Körperpflegemitteln und Haarpflegeprodukten. Handelsname der Firma Henkel: Gluadin Almond.

## Hydrolyzed Wheat Gluten 238

### *Weizenglutin, hydrolysiert*

Abgebautes, wasserlösliches Weizenprotein. Dient als Pflegezusatz, ➠ Feuchtigkeitsfaktor und ➠ Verträglichkeitsverbesserer in Körperpflegemitteln und Haarpflegeprodukten. Handelsname der Firma Henkel: Gluadin.

## Hydrolyzed Wheat Protein 239

### *Weizenprotein, hydrolysiert*

Abgebautes, wasserlösliches Weizenprotein. Dient als Pflegezusatz, ➠ Feuchtigkeitsfaktor und ➠ Verträglichkeitsverbesserer in Körperpflegemitteln und Haarpflegeprodukten. Handelsname der Firma Henkel: Gluadin.

## Hydroxycetyl Hydroxyethyl Dimonium Chloride 240

### *Hydroxicetylhydroxiethyldimethylammoniumchlorid*

➠ Quaternäre Ammoniumverbindung. Wird in der Kosmetik als ➠ Konditioniermittel vorwiegend in Haarpflegeprodukten wie Cremespülungen, 2-in-1-Shampoos, Schaumfestigern usf. eingesetzt. Zieht auf die Haar- und Hautoberfläche auf und glättet diese. Dadurch werden Glanz, leichte Kämmbarkeit und ein weiches Hautgefühl erzeugt. Handelsname der Firma Henkel: Dehyquart E.

## Hydroxyethylcellulose 241

### *2-Hydroxyethylcelluloseether*

HEC. Wasserlöslicher Celluloseether, der gelöst wasserklare Gele bildet. Wird in der Kosmetik als ➠ Konsistenzgeber, Stabilisator und ➠ Gelbildner in ➠ Emulsionen und Zahnpasten verwendet. Handelsname der Firma Aqualon: Natrosol.

## Hydroxyethyl Cetyldimonium Phosphate 242

### *Cetyldimethylhydroxyethylammoniumphosphat*

➠ Quaternäre Ammoniumverbindung. Wird in der Kosmetik als ➠ Konditioniermittel vorwiegend in Haarpflegeprodukten wie Cremespülungen, 2-in-1-Shampoos usf. eingesetzt. Zieht auf Haar- und Hautoberfläche auf und glättet diese. Dadurch werden Glanz, leichte Kämmbarkeit und ein weiches Hautgefühl erzeugt. Ein Handelsprodukt ist Luviquat Mono CP der Firma BASF.

## Hydroxyproline 243

### *4-Hydroxypyrolidin-2-carbonsäure*

➠ Aminosäure, die ein charakteristischer Bestandteil des Kollagens ist. Wirkstoff und ➠ Feuchtigkeitsfaktor für biologisch wirksame Hautpflegemittel.

## Hydroxypropyl Guar 244

### *Guarhydroxipropylether*

Wasserlöslicher Guarether, der gelöst klare Gele bildet. Wird in der Kosmetik als ➠ Konsistenzgeber, Stabilisator und ➠ Gelbildner in ➠ Emulsionen und Zahnpasten verwendet. Handelsname der Firma Rhône-Poulenc: Jaguar HP.

## Hydroxypropyl Guar Hydroxypropyltrimonium Chloride 245

### *Hydroxypropylguarhydroxipropyltrimethylammoniumchlorid*

➠ Quaternäre Ammoniumverbindung, die auf Basis von Hydroxypropylguar aufgebaut ist. Wird in der Kosmetik als ➠ Konditioniermittel vorwiegend in Haarpflegeprodukten wie Cremespülungen, 2-in-1-Shampoos, Schaumfestigern usw. eingesetzt. Zieht auf die Haar- und Hautoberfläche auf und glättet diese. Dadurch werden Glanz, leichte Kämmbarkeit und ein weiches Hautgefühl erzeugt. Handelsname der Firma Rhône-Poulenc: Jaguar C-162

## Hydroxypropyl Methylcellulose 246

### *Methylcellulosehydroxipropylether*

Wasserlöslicher Hydroxipropylether der Methylcellulose, der gelöst klare Gele bildet. Wird in der Kosmetik als ➠ Konsistenzgeber, Stabilisator und ➠ Gelbildner in ➠ Emulsionen und Zahnpasten verwendet. Handelsname der Firma Dow: Methocel.

## Hydroxypropyltrimonium Hydrolyzed Casein 247

### *Protein-Quat*

➠ Quaternäre Ammoniumverbindung, die auf der Basis von hydrolysiertem Casein (Milcheiweiß) aufgebaut ist. Wird in der Kosmetik als ➠ Konditioniermittel vorwiegend in Haarpflegeprodukten wie Cremespülungen, 2-in-1-Shampoos, Schaumfestigern usf. eingesetzt. Zieht auf die Haar- und Hautoberfläche auf und glättet diese. Dadurch werden Glanz, leichte Kämmbarkeit und ein weiches Hautgefühl erzeugt. Handelsname der Firma Seiwa Kasei: Promois Milk Q.

## Hydroxypropyltrimonium Hydrolyzed Collagen 248

### *Protein-Quat*

➠ Quaternäre Ammoniumverbindung, die auf der Basis von hydrolysiertem Kollagen aufgebaut ist. Wird in der Kosmetik als ➠ Konditioniermittel vorwiegend in Haarpflegeprodukten wie Cremespülungen, 2-in-1-Shampoos, Schaumfestigern usf. eingesetzt. Zieht auf die Haar- und Hautoberfläche auf und glättet diese. Dadurch werden Glanz, leichte Kämmbarkeit und ein weiches Hautgefühl erzeugt. Handelsname der Firma Seiwa Kasei: Promois W.

## Hydroxypropyltrimonium Hydrolyzed Keratin 249

### *Protein-Quat*

➠ Quaternäre Ammoniumverbindung, die auf der Basis von hydrolysiertem Keratin aufgebaut ist. Wird in der Kosmetik als ➠ Konditioniermittel vorwiegend in Haarpflegeprodukten wie Cremespülungen, 2-in-1-Shampoos, Schaumfestigern usf. eingesetzt. Zieht auf die Haar- und Hautoberfläche auf und glättet diese. Dadurch werden Glanz, leichte Kämmbarkeit und ein weiches Hautgefühl erzeugt. Handelsname der Firma Seiwa Kasei: Promois WK-HQ.

## Hydroxypropyltrimonium Hydrolyzed Silk 250

### *Protein-Quat*

➠ Quaternäre Ammoniumverbindung, die auf der Basis von hydrolysierter Seide aufgebaut ist. Wird in der Kosmetik als ➠ Konditioniermittel vorwiegend in Haarpflegeprodukten wie Cremespülungen, 2-in-1-Shampoos, Schaumfestigern usf. eingesetzt. Zieht auf die Haar- und Hautoberfläche auf und glättet diese. Dadurch werden Glanz, leichte Kämmbarkeit und ein weiches Hautgefühl erzeugt. Handelsname der Firma Seiwa Kasei: Promois Silk Q.

## Hydroxypropyltrimonium Hydrolyzed Wheat Protein 251

### *Protein-Quat*

➠ Quaternäre Ammoniumverbindung, die auf der Basis von hydrolysiertem Weizenprotein aufgebaut ist. Wird in der Kosmetik als ➠ Konditioniermittel vorwiegend in Haarpflegeprodukten wie Cremespülungen, 2-in-1-Shampoos, Schaumfestigern usf. eingesetzt. Zieht auf die Haar- und Hautoberfläche auf und glättet diese. Dadurch werden Glanz, leichte Kämmbarkeit und ein weiches Hautgefühl erzeugt. Handelsname der Firma Seiwa Kasei: Promois WG-Q, der Firma Croda: Hydrotriticum WQ.

## Imidazolidinyl Urea 252

### *Konservierungsstoff*

➠ Konservierungsmittel für kosmetische Produkte, sehr gut wasserlöslich. Höchstkonzentration: 0,6%. Wirkt gegen Bakterien und wird deshalb meist mit ➠ Parabenen gegen Schimmel und Pilze kombiniert. Allergische Reaktionen sehr gering, gut verträglich. Handelsname: Germall 115 der Firma Sutton und Biopure 100 der Firma Biophil.

## Inositol 253

### *Inosit*

Sechswertiger ➠ Alkohol mit ringförmigem Molekül. Bildet verschiedene Isomere aufgrund der Stellung der OH-Gruppen zueinander, die alle in der Natur vorkommen. Von allen Inositen ist das wichtigste das Myo-Inosit, das auch dem Vitamin-B-Komplex zugerechnet und auch als Wachstumfaktor bezeichnet wird. Verwendung in der Kosmetik in Feuchtigkeit spendenden Präparaten.

## Isoamyl p-Methoxycinnamate 254

### *Paramethoxizimtsäureisoamylester*

➠ UV-B-Lichtschutzfilter, fettlöslich. Das Produkt ist gut hautverträglich. Handelsname Neo Heliopan E 1000 der Firma H & R.

## Isobutane 255

### *Isobutan*

➠ Treibgas für ➠ Aerosole (Sprays). Unter Druck flüssiges Gas, ➠ Kohlenwasserstoff. Leicht brennbar.

## Isocetyl Palmitate 256

### *Palmitinsäureisocetylester*

Synthetisch hergestelltes ➠ Lipid, das leicht fettend wirkt und in der Kosmetik anstelle von natürlichen Lipiden verwendet wird, da es sich leicht auf der Haut verteilen läßt. Es wirkt nicht klebrig und wird nicht ranzig. Handelsname der Firma Goldschmidt: Tegesoft HP.

## Isocetyl Stearate 257

### *Stearinsäureisocetylester*

Synthetisch hergestelltes ➠ Lipid, das leicht fettend wirkt und in der Kosmetik anstelle von natürlichen Lipiden verwendet wird, da es sich leicht auf der Haut verteilen läßt. Es wirkt nicht klebrig und wird nicht ranzig. Handelsname der Firma Henkel: Eutanol G 16 S.

## Isohexadecane 258

### *Kohlenwasserstoff*

Isoparaffin oder Isoalkan. Bezeichnung für ➠ Kohlenwasserstoffe, die im Molekül verzweigte Ketten besitzen und dadurch flüssig sind. Wird synthetisch aus Petroleumbenzin durch Umwandlung hergestellt. In der Kosmetik Einsatz als dünnflüssiges, leicht auf der Haut verteilbares ➠ Lipid.

## Isopropanolamine 259

### *Monoisopropylamin*

➠ Alkanolamin. Organische Base zur Neutralisierung von Säuren (z.B. Alkyletherschwefelsäure zur Herstellung von Waschrohstoffen) und zur Einstellung des ➠ pH-Wertes in kosmetischen Anwendungen. Weiterhin zur Neutralisierung von Gelbildnern (Carbomer-Polymeren) in der Wasserphase von ➠ O/W-Emulsionen. Kann mit nitrosierend wirkenden Stoffen die krebserregenden ➠ Nitrosamine bilden und darf deshalb nur mit 99% Reinheit verwendet werden und nicht mehr als 0,5% Dialkanolamine enthalten.

## Isopropyl Alcohol 260

### *Isopropylalkohol*

IPA, Propanol-2. Ähnelt dem Ethylalkohol, jedoch wesentlich ausgeprägter im Geruch, weniger flüchtig und mehr toxisch. Die Desinfektionskraft ist wesentlich stärker. Wird als Lösungs- und Verdünnungsmittel in äußerlich anzuwendenden Kosmetikpräparaten eingesetzt. Wurde früher wesentlich mehr verwendet, da IPA nicht wie Ethanol besteuert war. Anwendungsgebiete sind hauptsächlich Haarpflegemittel wie Haarwässer, Haarsprays, Haarfestiger usf.

## Isopropyl Lanolate 261

### *Lanolinfettsäureisopropylester*

Synthetisch hergestelltes ➠ Lipid, das leicht fettend wirkt und in der Kosmetik anstelle von natürlichen Lipiden verwendet wird, da es sich leicht auf der Haut verteilen läßt. Es wirkt nicht klebrig und gibt der Haut ein samtiges Gefühl. Handelsname der Firma Amerchol: Amerlate, der Firma Westbrook: Lanesta.

## Isopropyl Myristate 262

### *Myristinsäureisopropylester*

Auch als IPM (Isopropylmyristat) bezeichnet. ➠ Ester der Palmitinsäure mit Isopropylalkohol. Dieser synthetisch hergestellte Ester ist ein sehr dünnflüssiges Öl, das in der Kosmetik anstelle von natürlichen ➠ Lipiden verwendet wird, da es sich leicht auf der Haut verteilen läßt, gut in die Haut einzieht und nicht klebrig wirkt. Es kann die Bildung von Komedonen in der Haut fördern und in höheren Konzentrationen leicht reizend wirken. Handelsnamen: Crodamol IPM der Firma Croda, Tegosoft M der Firma Goldschmidt.

## Isopropyl Palmitate 263

### *Palmitinsäureisopropylester*

Auch als IPP (Isopropylpalmitat) bezeichnet. ➠ Ester der Palmitinsäure mit Isopropylalkohol. Dieser synthetisch hergestellte Ester ist ein dünnflüssiges Öl, das man in der Kosmetik anstelle von natürlichen ➠ Lipiden verwendet, da es nicht ranzig wird. Auf der Haut wirkt es nur leicht fettend und läßt sich gut verteilen. Es hinterläßt kein klebriges Gefühl und zieht gut ein. Handelsprodukte sind Crodamol IPP der Firma Croda und Tegosoft P der Firma Goldschmidt.

## Juglans Regia 264

### *Walnuß-Extrakt*

➠ INCI: Walnut Extract. Verwendet werden wasserlösliche und öllösliche Extrakte der Fruchtschalen und Blätter.

## Keratin Amino Acids 265

### *Keratin-Aminosäuren*

Bausteine des Keratins, werden durch völlige Hydrolysierung von Keratin hergestellt. Basismaterial können Haare, Wolle, Hörner oder Hufe sein. Verwendung hauptsächlich in Haarpflegeprodukten und Dauerwellpräparaten als Konditioniermittel. Handelsname der Firma Croda: Crotein HKP.

## Lactamide MEA 266

### *Milchsäuremonoethanolamid*

➠ Milchsäuremonoalkanolamid. Synthetisches Feuchthaltemittel in Haut- und Haarpflegeprodukten. Die Feuchtigkeitsspeicherung ist stärker als die des Glycerins. Das Produkt kann freies ➠ Amin enthalten und kann deshalb mit Nitroverbindungen krebserregendes ➠ Nitrosamin bilden. Handelsprodukte sind Incromectant LMEA der Firma Croda oder Schercomid LME der Firma Scher.

## Lactic Acid 267

### *Milchsäure*

Wird als ➠ Puffer und pH-Regulator in kosmetischen Präparaten eingesetzt. Gehört zu den Alpha-Hydroxisäuren (AHA-Säuren) und wirkt auf der Haut leicht keratolytisch (hautauflösend). Bestandteil des natürlichen ➠ Feuchtigkeitsfaktors NMF.

## Lactis Proteinum 268

### *Milcheiweiß/Molkeeiweiß*

➠ INCI: Milk Protein oder Whey Protein. Wird in Hautpflegepräparaten, Gesichtsmasken, auch Haarreinigungsmitteln zur Behandlung alternder Haut und zur Auffrischung des Haarwuchses eingesetzt.

## Laneth-15 269

### *Lanolinalkohol-PEG-15-ether*

➠ Polyethylenglykolether der Lanolinalkohole mit 15 angelagerten Polyethylenglykolgruppen. Wird als ➠ Emulgator und ➠ Netzmittel eingesetzt. Handelsnamen sind Polychol der Firma Croda und Solulan der Firma Amerchol.

## Lanolin 270

### *Wollwachs*

Wollfett. Wollwachs ist das Sekret aus den Talgdrüsen der Schafe. Es besteht zum größten Teil aus ➠ Estern und enthält daneben freie ➠ Alkohole und ➠ Kohlenwasserstoffe. Die Ester bestehen aus langkettigen ➠ Fett- und Wachssäuren gebunden an Fettalkohole, Wachsalkohole und Cholesterin. Wollwachs ist ein Gemisch aus flüssigen und festen, wachsartigen Massen. Es hat die Fähigkeit, ein Mehrfaches seines Gewichtes an Wasser aufzunehmen und bildet dabei eine ➠ W/O-Emulsion. In kosmetischen Präparaten wird gereinigtes Wollwachs als ➠ Coemulgator, stark haftendes ➠ Lipid und ➠ Überfettungsmittel eingesetzt.

## Lanolin Alcohol 271

### *Lanolinalkohol*

Wollwachsalkohol, ➠ Unverseifbares des Wollwachses. Etwa 50% des Wollwachses bestehen aus Wollwachsalkoholen, die zum überwiegenden Teil als ➠ Ester vorliegen. Sie werden durch Spaltung (Verseifung) der Ester gewonnen. Oft stark riechende, leicht bräunliche, sehr harte, spröde Masse. ➠ Emulgator für ➠ W/O-Emulsionen, die ➠ Kohlenwasserstoff-Lipide enthalten. Wichtige Grundlage für ➠ Absorptionsbasen, z.B. Eucerin, Markenname der Firma Beiersdorf.

## Lanolin Cera 272

### *Wollwachs*

➠ INCI: Lanolin Wax. Restbestandteile des Wollwachses, von dem die flüssigen Anteile (Lanolinöl) abgetrennt wurden. Eigenschaften wie Lanolin, Wollwachs.

## Lanolin Oil 273

### *Wollwachs, flüssig*

Lanolinöl. Besteht aus den flüssigen Anteilen des Wollwachses, die vom ursprünglich gewonnenem Lanolin abgetrennt werden. Eigenschaften wie Lanolin, Wollwachs.

## Lauramide DEA 274
## Lauramide MEA
## Lauramide MIPA

### *Laurinsäurediethanolamid*
### *Laurinsäuremonoethanolamid*
### *Laurinsäuremonoisopropanolamid*

➠ Fettsäurealkanolamide. Schaumstabilisatoren und Verdickungsmittel (zum Teil in Verbindung mit Kochsalz) für Shampoos, Schaumbäder und andere tensidhaltige Reinigungsmittel. Diese Produkt können freies ➠ Amin enthalten und deshalb mit Nitroverbindungen krebserregendes ➠ Nitrosamin bilden.

## Lauramidopropyl Betaine 275

### ➠ *Betain*

Synthetisches ➠ Tensid (Amphotensid). Das Produkt hat nichts mit der in Rüben vorkommenden ➠ Aminosäure Betain gemeinsam außer der Form der chemischen Struktur. Guter Schaumbildner in Shampoos und Schaumbädern. Der Schaum ist beständig gegen Seife. Es wird den ➠ Betainen eine bessere Hautverträglichkeit nachgesagt, als Tests bewiesen haben. Ein Handelsprodukt ist z.B. Tego Betain L-90 der Firma Goldschmidt.

## Lauramine Oxide 276

### *Lauryldimethylaminoxid*

Synthetisches ➠ Tensid (Fettalkoholaminoxid). Besitzt im sauren bis neutralen pH-Bereich kationische Eigenschaften und wird hauptsächlich in flüssigen Tensidzubereitungen als Schaumstabilisator und Schaumbooster eingesetzt. Es erhöht die Waschkraft. Wird meist in Allzweckreinigern und flüssigen Waschmitteln eingesetzt. Nicht sehr gut hautverträglich.

## Laurdimonium Hydroxypropyl Hydrolyzed Wheat Protein 277

### *Protein-Quat*

➠ Quaternäre Ammoniumverbindung, die auf der Basis von hydrolysiertem Weizenprotein aufgebaut ist. Wird in der Kosmetik als ➠ Konditioniermittel vorwiegend in Haarpflegeprodukten wie Cremespülungen, 2-in-1-Shampoos, Schaumfestigern usf. eingesetzt. Zieht auf die Haar- und Hautoberfläche auf und glättet diese. Dadurch werden Glanz, leichte Kämmbarkeit und ein weiches Hautgefühl erzeugt. Handelsname der Firma Croda: Hydrotriticum QL, der Firma Henkel: Gluadin WQ.

## Laureth-2 278
## Laureth-3

### *PEG-2-Laurylether*
### *PEG-3-Laurylether*

➠ Polyethylenglykolether des Laurylalkohols mit 2 angelagerten Polyethylenglykolgruppen. Polyethylenglykolether des Laurylalkohols mit 3 angelagerten Polyethylenglykolgruppen. Hat die Eigenschaft, Tensidlösungen (Shampoos, Schaumbäder) zu verdicken und wird deshalb diesen Produkten vorrangig zugesetzt. Handelsnamen der Firma Henkel: Arlypon F und Dehydol LS3.

## Laureth-4 279

### *PEG-4-Laurylether*

➠ Polyethylenglykolether des Laurylalkohols mit 4 angelagerten Polyethylenglykolgruppen. Bildet mit Wasser spontan milchige ➠ Emulsionen. Es hat die Eigenschaft, Tensidlösungen (Shampoos, Schaumbäder) zu verdicken. Dient als Grundlage von Badeölen. Handelsname der Firma ICI: Brij 30.

## Laureth-7 280
## Laureth-9
## Laureth-10

### *PEG-7-Laurylether*
### *PEG-9-Laurylether*
### *PEG-10-Laurylether*

➠ Polyethylenglykolether des Laurylalkohols mit 7 angelagerten Polyethylenglykolgruppen.
Polyethylenglykolether des Laurylalkohols mit 9 angelagerten Polyethylenglykolgruppen.
Polyethylenglykolether des Laurylalkohols mit 10 angelagerten Polyethylenglykolgruppen.
Diese Grundstoffe werden als ➠ Tenside und ➠ Emulgatoren eingesetzt. Sie dienen auch zur Stabilisation von ➠ Perlglanzmittelemulsionen.

## Laureth-23 281

### *PEG-23-Laurylether*

➠ Polyethylenglykolether des Laurylalkohols mit 23 angelagerten Polyethylenglykolgruppen. Weiße, wasserlösliche Masse, die als ➠ Emulgator, ➠ Tensid und ➠ Lösungsvermittler verwendet wird. Ein Handelsprodukt ist Brij 35 der Firma ICI.

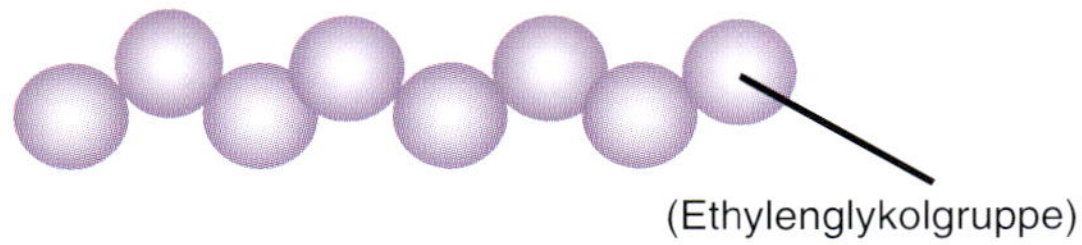


**Polyethylenglykolether bestehend aus 8 Polyethylenglykolgruppen**

(siehe PEG-8 # 361 + Polyethylenglykole)

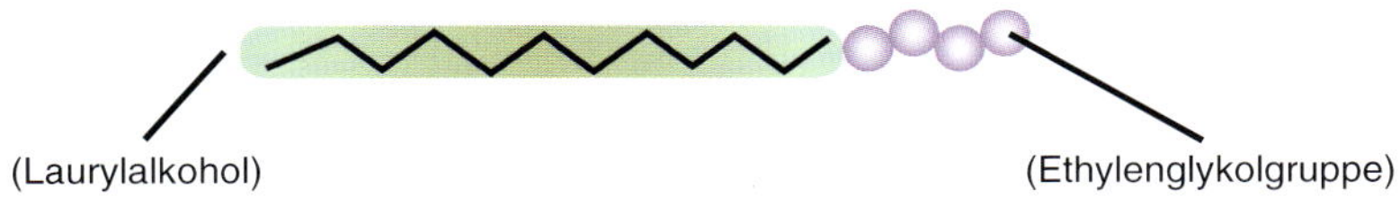


**Polyethylenglykolether des Laurylalkohols mit 4 angelagerten Polyethylenglykolgruppen)**

(siehe Laureth-4 # 279 + Polyethylenglykole)

## Laureth-11 Carboxylic Acid 282

### *Lauryl-PEG-11-ethercarbonsäure*

➠ Alkylethercarbonsäure, die neutralisiert (meist mit Natriumhydroxid) ein mildes und hautfreundliches ➠ Tensid für den Einsatz in kosmetischen Wasch- und Reinigungsmitteln ergibt.
Wird meist als Cotensid eingesetzt. Firmennamen sind Marlinat CM 100 der Firma Hüls und Akypo RLM 100 der Firma Chem-Y.

## Lauroyl PG-Trimonium Chloride 283

### *Quat*

➠ Quaternäre Ammoniumverbindung. Wird in der Kosmetik als ➠ Konditioniermittel vorwiegend in Haarpflegeprodukten wie Cremespülungen, 2-in-1-Shampoos, Schaumfestigern usf. eingesetzt. Zieht auf die Haar- und Hautoberfläche auf und glättet diese. Dadurch werden Glanz, leichte Kämmbarkeit und ein weiches Hautgefühl erzeugt.

## Lauryl Aminopropylglycine 284

### *Wirkstoff*

Feuchtigkeitsfaktor für Körperpflegemittel.

## Lauryl Diethylenediaminoglycine 285

### *Wirkstoff*

Feuchtigkeitsfaktor für Körperpflegemittel.

## Lauryldimonium Hydroxypropyl Hydrolyzed Collagen 286

### *Protein-Quat*

➠ Quaternäre Ammoniumverbindung, die auf der Basis von Kollagen aufgebaut ist. Wird in der Kosmetik als ➠ Konditioniermittel vorwiegend in Haarpflegeprodukten wie Cremespülungen, 2-in-1-Shampoos, Schaumfestigern usf. eingesetzt. Zieht auf die Haar- und Hautoberfläche auf und glättet diese. Dadurch werden Glanz, leichte Kämmbarkeit und ein weiches Hautgefühl erzeugt. Wegen eventueller Gefahr der Übertragung von Rinder-BSE sind Kollagenprodukte aus der Mode gekommen. Handelsname der Firma Henkel: Lamequat L, der Firma Seiwa Kasei: Promois W, der Firma Croda: Croquat L.

## Lauryl Glucoside 287

### *C12-C16-Alkylpolyglukosid*

Synthetisches ➠ Tensid (Alkylpolyglukosid), das aus Polyglucose natürlichen Ursprungs (Zucker, Stärke) und Lauryl- und Cetylalkohol hergestellt wird. In der Kosmetik wird es als Haupt- oder Cotensid in Shampoos, Dusch- und Schaumbädern eingesetzt. Ein Handelsprodukt ist Plantacare 1200 der Firma Henkel.

## Lauryl Hydroxysultaine 288

### *Laurylsulfobetain*

➠ Tensid (Sulfobetain, Amphotensid) synthetischen Ursprungs. Das Produkt hat neben der Form der chemischen Struktur eines ➠ Betains noch eine Sulfogruppe im

Molekül. Guter Schaumbildner in Shampoos und Schaumbädern. Der Schaum ist beständig gegen ➠ Seife. Sulfobetaine haben eine gute Haut- und Augenschleimhautverträglichkeit.

## Laurylmethicone Copolyol 289

### *Polylmethyllaurylsiloxan-Polyethylenglykol-Copolymer*

Silikonderivat. ➠ Polymer aus Polymethylsiloxan mit Laurylgruppen, ➠ ethoxiliert. ➠ W/O-Emulgator besonders für paraffinölhaltige Emulsionen, die kalt hergestellt werden können. Handelsname der Firma Dow-Corning: DC Q2-5200.

## Lawsonia Inermis 290

### *Henna-Extrakt*

➠ INCI: Henna Extract. Verwendet wird meist der wasserlösliche Extrakt der Blätter.

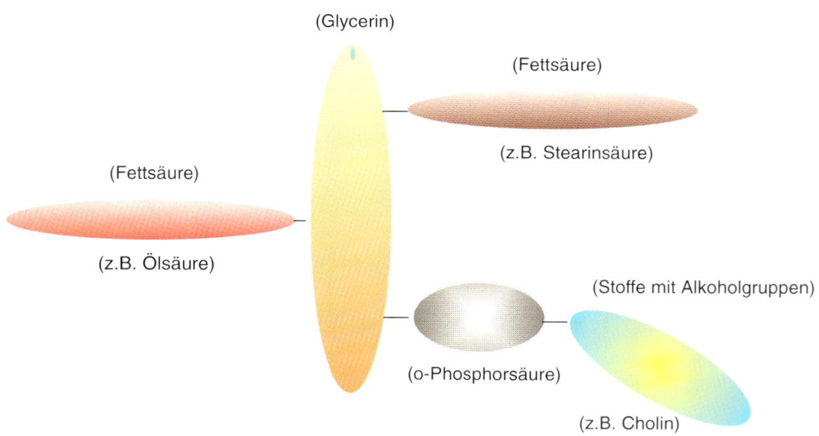


**Aufbau des Lecithins: Phosphatidylcholin**

(siehe Lecithin # 291)

## Lecithin 291

### *Lecithin*

Phospholipidester. Lecithin ist keine einheitliche Substanz, sondern aus vielen Stoffen zusammengesetzt. Die Hauptbestandteile des Lecithins sind ➠ Ester des Glycerins. Dies ist mit je zwei Fettsäuren und der Orthophosphorsäure (Phosphatidylgruppe) verestert. An die Phosphatidylgruppe sind noch verschiedene ➠ Alkohole gebunden, wie Cholin, Inosit, Monoethanolamin. Lecithin kommt in allen Zellen von Tieren und Pflanzen vor. Es hat emulgierende Eigenschaften. In der Kosmetik wird es als Hilfsemulgator und Überfettungsmittel (➠ Hautrückfetter) in ➠ Emulsionen, Shampoos, Seifen und Lippenpflegestiften eingesetzt. Lecithin dient zur Herstellung von ➠ Liposomen, wobei das Phosphatidylcholin in der Hauptsache die Hülle bildet.

## Linoleic Acid 292
## Linolenic Acid

### *Linolsäure*
### *Linolensäure*

C 18:2-Säure (zweifach ungesättigt).
C 18:3-Säure (dreifach ungesättigt).
Essentielle ➠ Fettsäuren, die mit Glycerin verestert in praktisch allen Pflanzenölen vorkommen. In der Kosmetik werden sie in reiner Form oder verestert als Vitamin F in Haut- und Haarpflegepräparaten eingesetzt.

## Lysine Aspartate 293

### *Asparaginsäure-Lysinsalz*

➠ Salz der ➠ Aminosäure Lysin mit der Aminosäure Asparagin. Wirkstoff für biologisch wirksame Hautpflegemittel.

## Lysine Hydrochloride 294

### *Lysinhydrochlorid*

➠ Aminosäure, die in der Kosmetik in Feuchtigkeit spendenden Präparaten eingesetzt wird.

## Macadamia Ternifolia 295

### *Macadamianußöl*

➠ INCI: Macadamia Nut Oil. Verwendet wird das fette Öl der Samen.

## Magnesium Aluminum Silicate 296

### *Magnesiumaluminiumsilikat*

Weißes Mineral, das in Wasser dispergiert, Gele bildet. Es wird als Stabilisator in ➠ Emulsionen, Make-up-Produkten, Zahnpasten, Roll-ons usf. eingesetzt. Handelsnamen sind z.B. Gelwhite der Firma Southern Clay und Veegum der Firma Vanderbilt.

## Magnesium Ascorbyl Phosphate 297

### *Vitamin-C-Derivat*

In wäßrigen Lösungen stabiles Ascorbinsäure(Vitamin C)-Präparat. Reines Vitamin C zerfällt rasch in wäßrigen Lösungen und verliert seine Wirksamkeit. Ein Handelsprodukt ist Nikkol VC-PGM der Firma Nikko.

## Magnesium Carbonate 298

### *Magnesiumcarbonat*

Grundlage für ➠ Puder. Kann große Mengen an Feuchtigkeit absorbieren.

## Magnesium Laureth-11 Carboxylate 299

### *Laurylpolyglkolethercarbonsäure, Magnesiumsalz*

Synthetisches ➠ Tensid (Alkylpolyethercarbonsäure), das aus ➠ ethoxiliertem Laurylalkohol hergestellt wird. In der Kosmetik wird es als Haupt- oder Cotensid in Shampoos, Dusch- und Schaumbädern eingesetzt. Es ist eine milde und hautfreundliche Waschgrundlage. Ein Handelsprodukt ist Akypo Soft der Firma Chemy.

## Magnesium Lauryl Sulfate 300

### *Magnesiumlaurylsulfat*

Synthetisches ➠ Tensid (Fettalkoholsulfat) aus Laurylalkohol natürlichen oder synthetischen Ursprungs. Preiswerte, gut schäumende Wasch- und Schaumgrundlage für Shampoos und Schaumbäder, die mäßig hautfreundlich ist.

## Magnesium PEG-3 Cocamide Sulfate 301

### *Kokosfettsäureamid-PEG-3-ethersulfat, Magnesiumsalz*

Synthetisches ➠ Tensid (Alkylamidopolyglykolethersulfat) aus Kokosfettsäureamid mit 3 angelagerten Polyethylenglykolgruppen, neutralisiert mit Magnesiumhydroxid. Gut schäumende und milde Wasch- und Schaumgrundlage für Shampoos und Schaumbäder, flüssige Seifen u.a., die als Cotensid in Verbindung mit anderen Waschgrundstoffen eingesetzt wird. Gute Haut- und Schleimhautverträglichkeit. Handelsname der Firma Hoechst: Genapol AMG.

## Magnesium Stearate 302

### *Magnesiumstearat*

Grundlage für ➠ Puder. Verbessert die Gleitfähigheit des Puders auf der Haut.

## Magnesium Sulfate 303

### *Magnesiumsulfat*

Magnesiumsalz der Schwefelsäure (➠ Salz), Bittersalz. Dient zur Stabilisierung von ➠ W/O-Emulsionen.

## Malic Acid 304

### *Apfelsäure*

Hydroxybernsteinsäure. Apfelsäure gehört zu den Alpha-Hydroxisäuren (AHA-Säuren) und wirkt auf der Haut leicht keratolytisch (hautauflösend) und wird deshalb in Peelingcremes verwendet. Dient auch zur Einstellung des ➠ pH-Wertes. Alternative zu Zitronensäure. Kommt in der Natur in Äpfeln, Berberitzenbeeren, Trauben u.v.a. Früchten vor.

## Mannitol 305

### *Mannit*

➠ Alkohol mit 6 OH-Gruppen. Süßmittel in Zahnpflegemitteln. Erhöht die Schaumkraft von Tensidzubereitungen (z.B. Shampoos). Wird auch als ➠ Feuchtigkeitsfaktor in Hautpflegeprodukten eingesetzt.

## Mel 306

### *Honig*

➠ INCI: Honey. Verwendet wird reiner Honig oder auch Extrakte.

## Melaleuca Alternifolia 307

### *Teebaumöl*

➠ INCI: Tea Tree Oil. Verwendet wird das ätherische Öl der Blätter.

## Melanin 308

### *Melanin*

Proteinpigmente, die für die Farbe der Haut und der Haare verantwortlich sind.

## Melissa Officinalis 309

### *Melissen-Extrakt*

➠ INCI: Balm Mint Extract. Wird meist als wasserlöslicher Extrakt verwendet.

## Mentha Piperita 310

### *Pfefferminzöl*
### *Pfefferminz-Extrakt*

➠ INCI: Peppermint Oil. Das ätherische Öl der Pflanze.
INCI: Peppermint Extract. Verwendet wird meist der wasserlösliche Extrakt der Blätter.

## Menthyl Lactate 311

### *Milchsäurementhylester*

➠ Ester der Milchsäure mit Menthol, Menthyllactat. Erzeugt auf der Haut ein Kältegefühl wie reines Menthol, ohne den starken Geruch zu besitzen. Wird in Kosmetika wie z.B. in Rasierwässern oder Gesichtstonika eingesetzt. Ein Handelsprodukt ist Frescolat ML der Firma H & R.

## 4-Methylbenzylidene Camphor 312

### ➠ *Lichtschutzfilter*

Synthetisch hergestellter UV-B-Sonnenschutzfilter, fettlöslich. Es können bei der Anwendung Allergien auftreten. Handelsname z.B. Eusolex 6300 der Firma Merck.

## Methylchloroisothiazolinone 313

### *Konservierungsstoff*

➠ Konservierungsmittel für kosmetische Produkte, sehr gut wasserlöslich. Wird im Gemisch mit Methylisothiazolinone eingesetzt, Höchstkonzentration zusammen: 0,0015%. Es werden allergische Reaktionen beschrieben, nicht sehr gut verträglich. Enthalten in: Euxyl K 100, Handelsname der Firma Schülke & Mayr, Kathon CG, Handelsname der Firma Rohm & Haas.

## Methyldibromo Glutaronitrile 314

### *1,2-Dibrom-2,4-dicyanobutan*

➠ Konservierungsmittel für kosmetische Präparate. Meist als ➠ synergistisches Gemisch mit Phenoxyethanol verwendet (Euxyl K 400, Markenname der Firma Schülke & Mayr). Vorgeschriebene Höchstkonzentration 0,1%. Allergische Reaktionen werden vereinzelt beschrieben, sonst gut verträglich. Höchstkonzentration in Sonnenschutzmitteln: 0,025%.

## Methyl Glucose Dioleate 315

### *Diölsäuremethylglukosidester*

➠ O/W-Emulgator speziell für die Herstellung von ➠ Emulsionen auf kaltem Wege. Ein Handelsprodukt ist Isolan DO der Firma Goldschmidt.

## Methyl Glucose Isostearate 316

### *Methylglukosidisostearinsäureester*

➠ Emulgator für W/O-Systeme mit hautfreundlichen Eigenschaften. Ein Handelsprodukt ist Isolan IS der Firma Goldschmidt.

## Methyl Glucose Sesquistearate 317

### *Mono/distearinsäuremethylglukosidester*

➠ Emulgator für O/W-Systeme mit hautfreundlichen Eigenschaften. Der Emulgator wird aus natürlichen, nachwachsenden Rohstoffen hergestellt. Ein Handelsprodukt ist Tego Care PS der Firma Goldschmidt.

## Methylisothiazolinone 318

### *Konservierungsstoff*

➠ Konservierungsmittel für kosmetische Produkte, sehr gut wasserlöslich. Wird im Gemisch mit Methylchloroisothiazolinone eingesetzt, Höchstkonzentration zusammen: 0,0015%. Es werden allergische Reaktionen beschrieben, nicht sehr gut verträglich. Enthalten in: Euxyl K 100, Handelsname der Firma Schülke & Mayr, Kathon CG, Handelsname der Firma Rohm & Haas.

## Methyl Nicotinate 319

### *Nikotinsäuremethylester*

➠ Ester der Nikotinsäure mit Methylalkohol. Streng riechende Kristalle, die auf der Haut unter Rötung ein starkes Wärmegefühl erzeugen. Wird in der Kosmetik in Sport- und Massageprodukten verwendet.

## Methylparaben 320

### *Parahydroxybenzoesäuremethylester*

PHB-Methylester, p-Hydroxybenzoesäuremethylester. ➠ Konservierungsmittel, meist in Kombination mit anderen ➠ Parabenen und/oder Phenoxyethanol für kosmetische Produkte. Wirksam in schwach saurem Bereich gegen Hefen und Schimmelpilze, weniger wirksam gegen Bakterien. Schlecht wasserlöslich. Gehört zu den meistverwendeten Konservierungsstoffen. Allergische Reaktionen kommen vor.

## Mica 321

### *Glimmer*

Natürlich vorkommende Mineralien (Silikate), die in dünne, perlmuttartig glänzende Blättchen gespalten werden können. Diese werden als Perlglanzpigmente in der dekorativen Kosmetik eingesetzt.

## MIPA Laureth Sulfate 322

### *Laurylethersulfat, Monoisopropanolaminsalz*

Synthetisches ➠ Tensid (Alkylethersulfat), das aus ➠ ethoxiliertem Myristylalkohol hergestellt wird. In der Kosmetik wird es als Haupt- oder Cotensid in Shampoos, Dusch- und Schaumbädern eingesetzt. Es ist eine milde Waschgrundlage. Ein Handelsprodukt ist Zetesol 856 der Firma Zschimmer & Schwarz.

## Monosodium Citrate 323

### *Mononatriuncitrat*

Mononatriumsalz der Zitonensäure (➠ Salze). In kosmetischen Präparaten als pH-Regulator und ➠ Puffer verwendet.

## Myristoyl Hydrolyzed Collagen 324

### *Kollagen-Myristinsäure-Kondensat*

➠ Tensid, Eiweiß-Fettsäure-Kondensat. Wird aus Myristinsäurechlorid und tierischem Kollagen hergestellt. Hautschutzfaktor. Verbessert die Hautverträglichkeit von Waschgrundstoffen.

## Myristyl Alcohol 325

### *Myristylalkohol*

➠ Fettalkohol, der in der Natur in gebundener Form in Ölen, Fetten und Wachsen (Walrat) vorkommt. Für den industriellen Bedarf wird er jedoch synthetisch aus natürlichen (Kokosfett) oder petrochemischen Vorprodukten hergestellt. In der Kosmetik wird er hauptsächlich als ➠ Konsistenzgeber in ➠ Emulsionen eingesetzt. Handelsname der Firma Henkel: Lanette 14.

## Myristyl Lactate 326

### *Milchsäuremyristylester*

➠ Ester der Milchsäure mit Myristylalkohol. Wachsähnliches ➠ Lipid mit leicht fettenden Eigenschaften. Wird als Glanzgeber in Lippenstiften und zur Verminderung der Klebrigkeit von Aluminiumsalzen in ➠ Antiperspiranzien eingesetzt. Handelsname der Firma Henkel: Cegesoft C 17.

## Myristyl Myristate 327

### *Myristinsäuremyristylester*

➠ Ester der Myristinsäure mit Myristylalkohol. Dieser synthetisch hergestellte Ester ist ein festes Wachs, das in der Kosmetik anstelle von natürlichen ➠ Lipiden als

➠ Konsistenzgeber in ➠ Emulsionen und Lippenstiften verwendet wird. Handelsnamen sind z.B. Cetiol MM der Firma Henkel und Crodamol MM der Firma Croda.

## Myrtus Communis 328

### *Myrten-Extrakt*

➠ INCI: Myrtle Extract. Verwendet wird meist der wasserlösliche Extrakt der Blätter.

## Niacinamide 329

### *Nicotinsäureamid, Niacin*

Auch Vitamin B 3 oder Vitamin PP (PP-Faktor) genannt. Wichtiger Stoff für den Aufbau der Haut und der Schleimhäute. Er steigert die Durchblutung der Haut. Wird in der Kosmetik bei rauher, geröteter und angegriffener Haut eingesetzt.

## Nonoxynol-9 330
## Nonoxynol-10

### *PEG-10-Nonylphenylether*
### *PEG-10-Nonylphenylether*

➠ Polyethylenglykolether des Nonylphenols mit 9 angelagerten Polyethylenglykolgruppen.
Polyethylenglykolether des Nonylphenols mit 10 angelagerten Polyethylenglykolgruppen.
Wasserlösliche, viskose Flüssigkeiten, die als ➠ Lösungsvermittler und ➠ Emulgatoren verwendet werden.

## Octocrylene 331

### ➠ *Lichtschutzmittel*

Synthetisch hergestellter UV-B-Sonnenschutzfilter, fettlöslich. Höchstzulassungsmenge im Produkt: 10%. Handelsname z.B. Neo Heliopan Typ 303 der Firma H & R.

## Octoxynol-9 332

### *PEG-9-Octylphenylether*

➠ Polyethylenglykolether des ➠ Octylphenols mit 9 angelagerten Polyethylenglykolgruppen. Wasserlösliche Flüssigkeit, die als ➠ Lösungsvermittler und ➠ Emulgator verwendet wird.

## Octyl Cocoate 333

### *Kokosfettsäureethylhexylester*

➠ Ester von Kokosfettsäuren mit 2-Ethylhexylalkohol (Isooctylalkohol). Dieser synthetisch hergestellte Ester ist ein sehr dünnflüssiges Öl, das kaum fettend wirkt und in der Kosmetik anstelle von natürlichen ➠ Lipiden verwendet wird, da es sich leicht auf der Haut verteilen läßt, gut in die Haut einzieht und nicht klebrig wirkt.

## Octyldodecanol 334

### *Octyldodecylalkohol*

Dieser synthetisch hergestellte lang- und verzweigtkettige ➠ Alkohol ist ein dünnflüssiges Öl, das leicht fettend wirkt und in der Kosmetik anstelle von natürlichen ➠ Lipiden verwendet wird, da es sich gut auf der Haut verteilen läßt und gut in die Haut einzieht. Ein Handelsname ist z.B. Eutanol G der Firma Henkel.

## Octyl Isostearate 335

### *Isostearinsäureethylhexylester*

➠ Ester der verzweigtkettigen, flüssigen Isostearinsäure mit dem ebenfalls verzweigten Isooctylalkohol. Dieses synthetisch hergestellte ➠ Lipid ist ein dünnflüssiges Öl, das leicht fettend wirkt. Wird hauptsächlich in ➠ Emulsionen als nicht ranzig werdendes Produkt anstelle von natürlichen Lipiden verwendet.

## Octyl Methoxycinnamate 336

### *p-Methoxyzimtsäureethylhexylester*

Isooctylmethoxycinnamat. Synthetisch hergestellter ➠ UV-B-Lichtschutzfilter, fettlöslich. Gut hautverträgliches Produkt. Zulässige Höchstkonzentration 10%. Handelsnamen sind z.B. Parsol MCX der Firma Givaudan oder Neo Heliopan AV der Firma H & R.

## Octyl Octanoate 337

### *Ethylhexylsäureethylhexylester*

➠ Ester der Isooctansäure mit Isooctylalkohol. Dieser synthetisch hergestellte Ester ist ein sehr dünnflüssiges Öl, das wenig fettend wirkt und in der Kosmetik anstelle von natürlichen ➠ Lipiden verwendet wird. Es läßt sich leicht auf der Haut verteilen, zieht gut in die Haut ein und wirkt nicht klebrig. Handelsname der Firma Dragoco: Dragoxat EH, der Firma Goldschmidt: Tegesoft EE.

## Octyl Palmitate 338

### *Pamitinsäureethylhexylester*

➠ Ester der Palmitinsäure mit Isooctylalkohol. Dieser synthetisch hergestellte Ester ist ein dünnflüssiges Öl, das leicht fettend wirkt und in der Kosmetik anstelle von natürlichen ➠ Lipiden verwendet wird. Es läßt sich gut auf der Haut verteilen und wirkt nicht klebrig. Handelsname der Firma Henkel: Cegesoft C 24, der Firma Goldschmidt: Tegesoft OP, der Firma Croda: Crodamol OP.

## Octyl Salicylate 339

### *Salizylsäureethylhexylester*

Isooctylsalizylat. Synthetisch hergestellter ➠ UV-B-Lichtschutzfilter, fettlöslich. Zulässige Höchstkonzentration des vorläufig zugelassenen Lichtschutzfilters 5%. Ein Handelsname ist z.B. Neo Heliopan OS der Firma H & R.

## Octyl Stearate 340

### *Stearinsäureethylhexylester*

➠ Ester der Stearinsäure mit 2-Ethylhexylalkohol (Isooctylalkohol). Dieser synthetisch hergestellte Ester ist ein dünnflüssiges Öl, das leicht fettend wirkt. In der Kosmetik wird es anstelle von natürlichen ➠ Lipiden verwendet, da es sich leicht auf der Haut verteilen läßt, gut in die Haut einzieht und nicht klebrig wirkt. Handelsnamen sind z.B. Cetiol 868 der Firma Henkel, Crodamol OS der Firma Croda und Tegesoft OS der Firma Goldschmidt.

## Oenothera Biennis 341

### *Nachtkerzenöl*

➠ INCI: Evening Primrose Oil. Verwendet wird das fette Öl der Samen, das einen hohen Anteil an ungesättigten ➠ Fettsäuren enthält.

## Oleamide MIPA 342

### *Ölsäuremonoisopropanolamid*

➠ Fettsäurealkanolamid. ➠ Überfettungsmittel, Schaumstabilisator und Verdickungsmittel (zum Teil in Verbindung mit Kochsalz) für Shampoos, Schaumbäder und andere tensidhaltige Reinigungsmittel. Das Produkt kann freies ➠ Amin enthalten und deshalb mit Nitroverbindungen krebserregendes ➠ Nitrosamin bilden. Ein Handelsprodukt ist Rewomid IPE 280 der Firma Witco.

## 2-Oleamido-1,3-Octadecanediol 343

### *Wirkstoff*

➠ Feuchtigkeitsfaktor und ➠ Lipid, das in Haut- und Haarpflegemitteln verwendet wird. Es ist ähnlich den natürlichen Ceramiden, die in der Haut vorhanden sind, aufgebaut. Handelsname der Firma Chimex: Mexanyl 62.

## Oleoyl Hydrolyzed Collagen 344

### *Kollagen-Ölsäure-Kondensat*

Synthetische Verbindung von hydrolysiertem Kollagen mit Ölsäure. Das Kollagen wird durch die Umwandlung fettlöslich und läßt sich z.B. in Nagellack und Nagellackentfernern als ➠ Verträglichkeitsverbesserer und ➠ Rückfetter einsetzen. Ein Handelsprodukt ist Lamepon LPO der Firma Henkel.

## Oleth-5 345

### *PEG-5-Oleylether*

➠ Coemulgator und ➠ Lösungsvermittler für ätherische Öle und Wirkstoffe. Handelsname der Firma Hoechst: Emulsogen LP.

## Oleth-10 346

### *PEG-10-Oleylether*

➠ Polyethylenglykolether des Oleylalkohols mit 10 angelagerten Polyethylenglykolgruppen. Wird in der Kosmetik als ➠ Lösungsvermittler, ➠ Netzmittel und ➠ Emulgator eingesetzt. Handelsname für dieses Produkt der Firma Croda ist Volpo N 10, der Firma ICI Brij 96.

## Oleyl Erucate 347

### *Erucasäureoleylester*

➠ Ester der Erucasäure (aus Rapsöl) mit Oleylalkohol. Dieser synthetisch hergestellte Ester ist ein dünnflüssiges Öl, das in der Kosmetik anstelle von Jojobaöl verwendet wird. Es läßt sich gut auf der Haut verteilen und wirkt nicht klebrig. Handelsname der Firma Henkel: Cetiol J-600, der Firma Hüls: Dynacerin 660.

## Olus 348

### *Pflanzenöl*

➠ Ingredients: EU-Deklaration für Pflanzenöl allgemein. ➠ INCI: Vegetable Oil.

## Orbignya Oleifera 349

### *Babassuöl*

➠ INCI: Babassu Oil. In der Kosmetik wird meist das fette Öl der Früchte eingesetzt.

## Oxidized Keratin 350

### *Oxidiertes Keratin*

Mit Wasserstoffperoxid behandeltes Keratin. Hierdurch werden die schwefelhaltigen Bausteine Cystein und Cystin des Keratins in Cysteinsäure umgewandelt, die reaktionsfähiger ist. Das Produkt dient als Pflegezusatz in Haarpflegeprodukten und Körperpflegemitteln.

## Ozokerite 351

### *Erdwachs*

Ozokerit. Natürlich vorkommendes Erdwachs, das aus ➠ Kohlenwasserstoffen zusammengesetzt ist. Bei der Weiterverarbeitung erhält man Ceresin. Wird als ➠ Konsistenzgeber hauptsächlich in Stiftformulierungen (Lippenstiften, Lippenpflegestiften) und auch in ➠ W/O-Emulsionen eingesetzt.

## PABA 352

### *Paraaminobenzoesäure*

p-Aminobenzoesäure, 4-Aminobenzoesäure. Synthetisch hergestellter ➠ UV-B-Lichtschutzfilter, alkohollöslich, wenig fettlöslich. Durch das Produkt können Allergien ausgelöst werden. Die zulässige Höchstkonzentration beträgt 5%.

## Palmitamidohexadecanediol 353

### *Wirkstoff*

Naturidentisches Ceramid, das wie die natürlichen, in der Haut vorkommenden Ceramide den Wasserhaushalt der Haut reguliert. Es wird hauptsächlich in Hautpflegemitteln eingesetzt, kann aber auch zur Haarpflege verwendet werden. Ein Handelsprodukt ist Ceramide II der Firma Quest.

## Palmitic Acid 354

### *Palmitinsäure*

➠ Fettsäure, meist immer in Mischung mit Stearinsäure. Bestandteil vieler natürlicher Fette und Wachse. In Form von ➠ Seife als ➠ Emulgator und Schaummittel in Aerosol-Schaumhaarfestigern.

## Palmitoyl Keratin Amino Acids 355

### *Keratin-Palmitinsäure-Kondensat*

Synthetische Verbindung von hydrolysiertem Keratin mit Palmitinsäure. Das Keratin wird durch die Umwandlung fettlöslich und läßt sich z.B. in Nagellack und Nagellackentfernern als ➠ Verträglichkeitsverbesserer und ➠ Rückfetter einsetzen. Ein Handelsprodukt ist Lipacide PK der Firma Seppic.

## Panax Ginseng 356

### *Ginseng-Extrakt*

➠ INCI: Ginseng Extract. Verwendet wird meist der wasserlösliche Extrakt der Wurzeln.

## Panthenol 357

### *D(+)-Pantothenylalkohol*

Auch D-Panthenol, Dexpanthenol oder Provitamin B 5 genannt. Es ist kein Vitamin. Erst im Körper wird die als Vitamin wirksame D-Pantothensäure gebildet. Panthenol wird als Wirkstoff in Haut- und Haarpflegemitteln eingesetzt, da es in höherer Konzentration einen stimulierenden Effekt hat. Wichtige Eigenschaften sind die heilungsfördernde Wirkung auf die Haut und die glättende, Glanz verleihende Wirkung auf das Haar. Hersteller ist z.B. die Firma Hoffmann-LaRoche.

## Paraffinum Liquidum 358

### *Paraffinöl*

➠ INCI: Mineral Oil. Mischung flüssiger, langkettiger, gesättigter ➠ Kohlenwasserstoffe, die aus Erdöl gewonnen werden. Man unterscheidet zwischen dünnflüssigem und dickflüssigem Paraffinöl. Das Hautverhalten hängt stark von der Reinheit ab.

## Parfum 359

### *Parfüm*

➠ INCI: Fragrance. Kompliziertes Gemisch aus natürlichen und synthetischen Riechstoffen (Duftstoffen), das kosmetischen Präparaten zugesetzt wird, um Aufmerksamkeit zu erregen, die Verwendung des Produkts angenehmer zu machen oder auch Eigengerüche von Bestandteilen des Produkts zu überdecken.

## PCA 360

### *Pyrrolidoncarbonsäure*

2-Pyrrolidone-5-Carboxylic Acid. Wichtigster Bestandteil des NMF (Natural Moisturizing Factor). Das Natriumsalz besitzt stark feuchtigkeitsbindende Eigenschaften.

## PEG-8 361

### *Polyethylenglykol-400*

➠ Polyethylenglykolether bestehend aus 8 Polyethylenglykolgruppen. Ölige, wasserlösliche Flüssigkeit, die als Ersatz für Propylenglykol oder Glycerin in ➠ Emulsionen verwendet wird. Gut hautverträglich. In Zahnpasten als Glycerinersatz und Feuchthaltemittel. Markennamen sind: Lutrol, Firma BASF, und Polydiol, Firma Hoechst.

## PEG-12 362

### *Polyethylenglykol-600*

➠ Polyethylenglykolether, bestehend aus 12 Polyethylenglykolgruppen. Weiches, wasserlösliches Wachs bis ölige Flüssigkeit, die als nicht fettende Salbengrundlage und als ➠ Konsistenzgeber in ➠ Emulsionen verwendet wird. Gut hautverträglich. In Zahnpasten als Glycerinersatz und Feuchthaltemittel. Markennamen sind: Lutrol, Firma BASF, und Polydiol, Firma Hoechst.

## PEG-20 363
## PEG-32

### *Polyethylenglykol-1000*
### *Polyethylenglykol-1540*

➠ Polyethylenglykolether bestehend aus 20 Polyethylenglykolgruppen.
Polyethylenglykolether bestehend aus 32 Polyethylenglykolgruppen.
Weiche, wasserlösliche Wachse, die als nicht fettende Salbengrundlage und als ➠ Konsistenzgeber in ➠ Emulsionen und Zahnpasten verwendet werden. Gut hautverträglich. Markennamen sind: Lutrol, Firma BASF, und Polydiol, Firma Hoechst.

## PEG-20 Almond Glycerides 364

### *Mono/dimandelölfettsäureglycerylester-PEG-20-ether*

➠ Polyethylenglykolether von Mono- und Diglyceriden der Süßmandelölfettsäuren mit 20 angelagerten Polyethylenglykolgruppen. In Wasser dispergierbares, halbfestes Produkt. Wird als ➠ Verträglichkeitsverbesserer, ➠ Emulgator und ➠ Rückfetter eingesetzt. Ein Handelsprodukt ist Crovol A-40 der Firma Croda.

## PEG-60 Almond Glycerides 365

### *Mono/dimandelölfettsäureglycerylester-PEG-60-ether*

➠ Polyethylenglykolether von Mono- und Diglyceriden der Süßmandelölfettsäuren mit 60 angelagerten Polyethylenglykolgruppen. In Wasser lösliches, halbfestes Produkt. Wird als ➠ Verträglichkeitsverbesserer, ➠ Emulgator und ➠ Rückfetter eingesetzt. Ein Handelsprodukt ist Crovol A-70 der Firma Croda.

## PEG-6 Caprylic/Capric Glycerides 366

### *Mono/di/tricaprylsäure/caprinsäureglycerylester-PEG-6-ether*

➠ Polyethylenglykolether von Mono-, Di- und Triglyceriden der Capryl-/Caprinsäure ( C 8/C 10 ) mit 6 angelagerten Polyethylenglykolgruppen. In Wasser lösliches, flüssiges Produkt. Wird als ➠ Verträglichkeitsverbesserer, ➠ Lösungsvermittler und ➠ Rückfetter eingesetzt. Handelsprodukte sind Softigen 767 der Firma Hüls und Glycerox 767 der Firma Croda.

## PEG-36 Castor Oil 367
## PEG-40 Castor Oil

### *Rizinusöl-PEG-36-ether*
### *Rizinusöl-PEG-40-ether*

➠ Polyethylenglykolether des Rizinusöls mit 36 angelagerten Polyethylenglykolgruppen.
Polyethylenglykolether des Rizinusöls mit 40 angelagerten Polyethylenglykolgruppen. Wird in der Kosmetik als ➠ Coemulgator und hauptsächlich als ➠ Lösungsvermittler für in Wasser schwer lösliche Grundstoffe oder Parfümöle eingesetzt.

## PEG-5 Cocamide 368

### *Kokosfettsäureamid-PEG-5-ether*

➠ Coemulgator und ➠ Lösungsvermittler für ätherische Öle und Wirkstoffe. Handelsname der Firma Hoechst: Genagen CA-050.

## PEG-15 Cocamine 369

### *Kokosfettamin-PEG-15-ether*

➠ Amin aus Kokosfettsäuren hergestellt mit 15 angelagerten ➠ Polyethylenglykolgruppen. ➠ Tensid und ➠ Emulgator mit ➠ kationaktiven Eigenschaften. Handelsname der Firma Akzo-Nobel: Ethomeen C/25

## PEG-15 Cocopolyamine 370

### *Polymer auf Basis von Kokosaminen, ethoxiliert*

Avivagemittel (verbessert die Kämmbarkeit und Weichheit) und Antistatikum in Haarpflegepräparaten. Handelsname der Firma Henkel: Polyquart H 81.

## PEG-3 Distearate 371

### *Distearinsäure-PEG-3-ester*

Wachsartige Substanz. Dient hauptsächlich als ➠ Perlglanz- oder Trübungsmittel in Shampoos und Schaumbädern.

## PEG-150 Distearat 372

### *Distearinsäure-PEG-150-ester*

Verdickungsmittel von Tensidformulierungen wie Shampoos, Dusch- und Schaumbädern, flüssigen Seifen etc. Ein Handelsprodukt ist Atlas G-1821 der Firma ICI.

## PEG-22/Dodecyl Glycol Copolymer 373

### *Polymer aus Polyethylenglykol-1100 und Laurylglykol*

Polyether aus Laurylglykol und Polyethylenglykol bestehend aus 22 angelagerten Polyethylenglykolgruppen. Wird in der Kosmetik als Stabilisator für ➠ W/O-Emulsionen eingesetzt. Ein Handelsprodukt ist Elfacos ST 37 der Firma Akzo Nobel.

## PEG-7 Glyceryl Cocoate 374

### *Kokosfettsäureglycerylester-PEG-7-ether*

➠ Polyethylenglykolether des Kokosfettsäureglycerylesters mit 7 angelagerten Polyethylenglykolgruppen. In Wasser lösliches, ölartiges Produkt, das in der Kosmetik als ➠ Hautrückfetter und ➠ Verträglichkeitsverbesserer in Tensidsystemen (Shampoos, Schaum- und Duschbädern) eingesetzt wird. Markenname Cetiol HE der Firma Henkel.

## PEG-20 Glyceryl Laurate 375

### *Mono/dilaurinsäureglycerylester-PEG-20-ether*

➠ Polyethylenglykolether von Mono- und Diglyceriden der Laurinsäure (C 12 ) mit 20 angelagerten Polyethylenglykolgruppen. In Wasser lösliches, festes Produkt.

Wird als → Verträglichkeitsverbesserer, → Emulgator und → Rückfetter eingesetzt. Handelsprodukte sind Lamacit GML 20 der Firma Henkel und Tagat L 2 der Firma Goldschmidt.

## PEG-30 Glyceryl Oleate 376

### *Mono/diölsäureglycerylester-PEG-30-ether*

→ Polyethylenglykolether von Mono- und Diglyceriden der Ölsäure ( C 18:1 ) mit 30 angelagerten Polyethylenglykolgruppen. In Wasser lösliches Produkt. Wird als → Verträglichkeitsverbesserer, → Lösungsvermittler und → Rückfetter eingesetzt. Ein Handelsprodukt ist Tagat O der Firma Goldschmidt.

## PEG-18 Glyceryl Oleate/Cocoate 377

### *Ölsäure/Kokosfettsäureglycerylester-PEG-18-ether*

→ Polyethylenglykolether von Glyceriden der Ölsäure/Kokosfettsäure mit 18 angelagerten Polyethylenglykolgruppen. Wird als Verdickungsmittel für Tensidformulierungen (Shampoos, Schaumbäder) eingesetzt. Ein Handelsprodukt ist Antil 171 der Firma Goldschmidt.

## PEG-20 Glyceryl Stearate 378

### *Mono/distearinsäureglycerylester-PEG-20-ether*

→ Polyethylenglykolether des → Glycerinmono/distearats mit 20 angelagerten Polyethylenglykolgruppen. Trübes, in Wasser lösliches Produkt, das in der Kosmetik als → Verträglichkeitsverbesserer in Tensidsystemen (Shampoos, Schaum- und Duschbädern) eingesetzt wird. Auch zur Stabilisierung von → Konditioniermitteln in Shampoos. Handelsname der Firma Henkel: Cutina E24.

## PEG-30 Glyceryl Stearate 379

### *Mono/distearinsäureglyceryl-PEG-30-ether*

→ Polyethylenglykolether des → Glycerinmono/distearats mit 30 angelagerten Polyethylenglykolgruppen. Trübes, in Wasser lösliches Produkt, das in der Kosmetik als → Verträglichkeitsverbesserer in Tensidsystemen (Shampoos, Schaum- und Duschbädern) eingesetzt wird. Auch zur Stabilisierung von ➠ Konditioniermitteln in Shampoos.

## PEG-200 Glyceryl Tallowate 380

### *Mono/ditalgfettsäureglycerylester-PEG-200-ether*

➠ Polyethylenglykolether des Glycerinmono/ditalgfettsäureesters mit 200 angelagerten Polyethylenglykolgruppen. Wird in der Kosmetik als ➠ Verträglichkeitsverbesserer in Tensidsystemen (Shampoos, Schaum- und Duschbädern) eingesetzt. Ein Handelsprodukt ist Rewoderm LI420 der Firma Witco.

## PEG-25 Glyceryl Trioleate 381

### *Triölsäureglycerylester-PEG-25-ether*

Triölsäureester mit ➠ ethoxiliertem Glycerin (25 ➠ Polyethylenglykolgruppen angelagert). ➠ Emulgator für ➠ O/W-Emulsionen und ➠ selbstemulgierende Badeöle, ➠ Hautrückfetter für Hautreinigungsmittel. Handelsname Tagat TO der Firma Goldschmidt.

## PEG-7 Hydrogenated Castor Oil 382

### *PEG-7-Ether von gehärtetem Rizinusöl*

➠ Polyethylenglykolether von hydriertem Rizinusöl mit 7 angelagerten Polyethylenglykolgruppen. Weiße Masse, die als ➠ W/O-Emulgator verwendet wird. Handelsnamen Arlacel 989 der Firma ICI und Cremophor WO-7 der Firma BASF.

## PEG-25 Hydrogenated Castor Oil 383

### *PEG-25-ether von gehärtetem Rizinusöl*

➠ Polyethylenglykolether von hydriertem Rizinusöl mit 25 angelagerten Polyethylenglykolgruppen. Weiße, wasserlösliche Masse, die als ➠ Lösungsvermittler und ➠ Emulgator verwendet wird. Besonders gut wirksam zur ➠ Solubilisierung von ätherischen Ölen und Parfümölen in Alkohol-Wasser-Mischungen. Handelsname der Firma ICI Surfactants: Arlatone G.

## PEG-40 Hydrogenated Castor Oil 384

### *PEG-40-ether von gehärtetem Rizinusöl*

➠ Polyethylenglykolether von hydriertem Rizinusöl mit 40 angelagerten Polyethylenglykolgruppen. Weiße, wasserlösliche Masse, die als ➠ Lösungsvermittler und ➠ Emulgator verwendet wird. Besonders gut wirksam zur ➠ Solubilisierung von ätherischen Ölen und Parfümölen in Alkohol-Wasser-Mischungen. Handelsnamen Tagat R40 der Firma Goldschmidt und Cremophor RH40 der Firma BASF.

## PEG-60 Hydrogenated Castor Oil 385

### *PEG-60-ether von gehärtetem Rizinusöl*

➠ Polyethylenglykolether von hydriertem Rizinusöl mit 25 angelagerten Polyethylenglykolgruppen. Weiße, wasserlösliche Masse, die als ➠ Lösungsvermittler und ➠ Emulgator verwendet wird. Besonders gut wirksam zur Solubilisierung von ätherischen Ölen und Parfümölen in Alkohol-Wasser-Mischungen. Handelsnamen der Firma BASF: Cremophor RH60, der Firma Goldschmidt: Tagat R60.

## PEG-120 Jojoba Acid 386

### *Jojobafettsäure-PEG-120-ester*

Produkt aus Jojobaölfettsäure (➠ verseiftes Jojobaöl) mit 120 (!) angelagerten Polyethylenglykolgruppen. Die ➠ Fettsäuren werden dadurch wasserlöslich und lassen sich in kosmetische Tensidformulierungen einarbeiten, um diese dann mit dem Zusatz »enthält Jojoba« deklarieren zu können. Dieses Produkt hat durch die chemische Umwandlung nichts mehr mit Jojobaöl gemeinsam außer der Herkunft eines winzigen Anteils an Fettsäuren im Molekül.

## PEG-120 Jojoba Alcohol 387

### *Jojobafettalkohol-PEG-120-ether*

Produkt aus Jojobaölfettalkohol (➠ verseiftes Jojobaöl) mit 120 (!) angelagerten Polyethylenglykolgruppen. Die ➠ Fettalkohole werden dadurch wasserlöslich und lassen sich in kosmetische Tensidformulierungen einarbeiten, um diese dann mit dem Zusatz »enthält Jojoba« deklarieren zu können. Dies Produkt hat durch die chemische Umwandlung nichts mehr mit Jojobaöl gemeinsam außer der Herkunft eines winzigen Anteils an Fettalkoholen im Molekül.

## PEG-75 Lanolin 388

### *Wollwachs-PEG-75-ether*

➠ Polyethylenglykolether des Wollwachses mit 75 angelagerten Polyethylenglykolgruppen. Wird in der Kosmetik als ➠ Verträglichkeitsverbesserer, als ➠ Netzmittel und als ➠ Lösungsvermittler eingesetzt. Handelsname der Firma Westbrook: Aqualose L 75, der Firma Croda: Solan E.

## PEG-120 Methyl Glucose Dioleate 389

### *Diölsäuremethylglucoseester-PEG-120-ether*

➠ Polyethylenglykolether des Methylglucosedioleats mit 120 angelagerten Polyethylenglykolgruppen. Zuckerester. Auf natürlichen Grundstoffen basierendes Verdickungsmittel und ➠ Verträglichkeitsverbesserer für Shampoos, Dusch- und Schaumbäder. Handelsname der Firma Amerchol: Glucamate DOE-120.

## PEG-6 Oleamide 390

### *Ölsäureamid-PEG-6-ether*

➠ Emulgator, ➠ Überfettungsmittel und Schaumstabilisator. Wird in Haut- und Haarpflegemitteln verwendet.

## PEG-25 PABA 391

### *Paraaminobenzoesäure, ethoxiliert*

p-Aminobenzoesäurepolyethylenglykolester mit 25 angelagerten Polyethylenglykolgruppen. Synthetisch hergestellter ➠ UV-B-Lichtschutzfilter, wasserlöslich. Handelsname Uvinul P-25 der Firma BASF.

## PEG-10 Polyglyceryl-2 Laurate 392

### *Laurylsäurediglycerylester-PEG-10-ether*

➠ Polyethylenglykolether vom Diglycerinester der Laurinsäure mit 10 angelagerten Polyethylenglykolgruppen. ➠ O/W-Emulgator speziell für die Kaltverarbeitung von flüssigen Emulsionen. Produktname der Firma Hoechst: Hostacerin DGL.

## PEG-4 Polyglyceryl-2 Stearate 393

### *Stearinsäurediglycerylester-PEG-4-ether*

➠ Polyethylenglykolether vom Diglycerinester der Stearinsäure mit 4 angelagerten Polyethylenglykolgruppen. ➠ O/W-Emulgator speziell für Emulsionen, die pflanzliche Öle enthalten. Produktname der Firma Hoechst: Hostacerin DGS, der Firma Henkel: Lamecreme DGE-18.

## PEG-55 Propylene Glycol Oleate 394

### *Ölsäurepropylenglykolester-PEG-55-ether*

➠ Polyethylenglykolether vom Propylenglykolester der Ölsäure mit 55 angelagerten Polyethylenglykolgruppen. Wird als Verdickungsmittel für Tensidformulierungen (Shampoos, Schaumbäder) eingesetzt. Ein Handelsprodukt ist Antil 141 der Firma Goldschmidt.

## PEG-40 Sorbitan Perisostearate 395

### *Isostearinsäuresorbitanester-PEG-40-ether*

Gemischter (mono,di,tri) Sorbitanester der Isostearinsäure mit 40 angelagerten ➠ Polyethylenglykolgruppen. ➠ Coemulgator für ➠ W/O- und O/W-Emulsionen. Ein Handelsprodukt ist Atlas G 1049 der Firma ICI.

## PEG-160 Sorbitan Triisostearate 396

### *Triisostearinsäuresorbitanester-PEG-160-ether*

Sorbitantriester der Isostearinsäure mit 160 angelagerten ➠ Polyethylenglykolgruppen. ➠ Coemulgator für ➠ W/O- und O/W-Emulsionen.

## PEG-5 Soy Sterol 397

### *Sojasterol-PEG-5-ether*

➠ Polyethylenglykolether von Sojasterolen mit 5 angelagerten Polyethylenglykolgruppen. ➠ Coemulgator in ➠ W/O- oder O/W-Emulsionen. Wird zur Einstellung der Viskosität in flüssigen O/W-Emulsionen verwendet, da es bei hohem Ölgehalt bei diesen Produkten die Viskosität verringert und die Anwendungseigenschaften verbessert. Handelsname der Firma Henkel: Generol 122-E5.

## PEG-40 Stearate 398

### *Monostearinsäure-Polyethylenglykol-2000-ester*

➠ Monoester der Stearinsäure mit ➠ Polyethylenglykol bestehend aus 40 Polyethylenglykolgruppen. Weiße, wasserlösliche Masse, die als ➠ Emulgator in ➠ O/W-Emulsionen verwendet wird. Mit PEG-40-stearat hergestellte Emulsionen sind weitgehend unempfindlich gegen störende Inhaltsstoffe. Fettsäurepolyethylenglykolester sind gut hautverträglich. Handelsnamen Crodet S40 der Firma Croda und Myrj 52 der Firma ICI.

## PEG-5 Stearyl Ammonium Chloride 399

### *Stearyl-PEG-5-ammoniumchlorid*

➠ Quaternäre Ammoniumverbindung. Wird in der Kosmetik als ➠ Konditioniermittel vorwiegend in Haarpflegeprodukten wie Cremespülungen, 2-in-1-Shampoos, Schaumfestigern usf. eingesetzt. Zieht auf die Haar- und Hautoberfläche auf und glättet diese. Dadurch werden Glanz, leichte Kämmbarkeit und ein weiches Hautgefühl erzeugt. Handelsname der Firma Hoechst: Genamin KS 5.

## PEG-5 Stearyl Ammonium Lactate 400

### *Stearyl-PEG-5-ammoniumlactat*

➠ Quaternäre Ammoniumverbindung. Wird in der Kosmetik als ➠ Konditioniermittel vorwiegend in Haarpflegeprodukten wie Cremespülungen, 2-in-1-Shampoos, Schaumfestigern usf. eingesetzt. Zieht auf die Haar- und Hautoberfläche auf und glättet diese. Dadurch werden Glanz, leichte Kämmbarkeit und ein weiches Hautgefühl erzeugt. Handelsname der Firma Hoechst: Genamin KSL.

## Pentane 401

### *Pentan*

➠ Treibgas für Aerosole (Sprays), ➠ Kohlenwasserstoff. Bei Zimmertemperatur schnell verdunstende Flüssigkeit. Leicht brennbar.

## Pentasodium Triphosphate 402

### *Pentanatriumtriphosphat*

Natriumtripolyphosphat. ➠ Abrasiv in Zahnpasten und Wasserenthärter. Gute Hautverträglichkeit.

## Persea Gratissima 403

### *Avocadoöl*

➠ INCI: Avocado Oil. In der Kosmetik wird meist das fette Öl der Früchte eingesetzt.

## Petrolatum 404

### *Vaseline*

Vaseline ist ein weiß-glasiges, halbfestes Gemisch gereinigter, gebleichter, gesättigter ➠ Kohlenwasserstoffe. Sie ist ein Lipogel flüssiger und fester Paraffine, die aus Erdöl gewonnen werden. Vaseline wird in der Kosmetik als ➠ Lipid und Salbengrundlage für Hautschutzmittel eingesetzt. Sie wird nicht von der Haut aufgenommen, sondern deckt diese ab. Gelbe Vaseline sollte wegen des höheren Gehalts an ➠ Aromaten nicht verwendet werden.

## PG-Hydroxyethylcellulose Lauryldimonium Chloride 405

### *Lauryldimethylpropylenglykolhydroxiethylcelluloseammoniumchlorid*

➠ Quaternäre Ammoniumverbindung auf Basis von Hydroxiethylcellulose (HEC). Wird in der Kosmetik als ➠ Konditioniermittel vorwiegend in Haarpflegeprodukten wie Cremespülungen, 2-in-1-Shampoos, Schaumfestigern usf. eingesetzt. Zieht auf die Haar- und Hautoberfläche auf und glättet diese. Dadurch werden Glanz, leichte

Kämmbarkeit und ein weiches Hautgefühl erzeugt. Handelsname der Firma Croda: Crodacel QL.

## Phenacetin 406

### *Phenacetin*

Stabilisator für Wasserstoffperoxidlösungen.

## Phenoxyethanol 407

### *Ethylenglykolmonophenylether*

Phenoxethol. Scharf blumig riechende, etwas wasserlösliche Flüssigkeit, die in Kosmetika als ➠ Konservierungsmittel meist in Kombination mit oder als Lösemittel für andere Konservierungsstoffe (➠ Parabene) eingesetzt wird. Zulässige Dosis: 1%, wirksam in saurem Milieu.

## Phenylbenzimidazole Sulfonic Acid 408

### ➠ *Lichtschutzmittel*

Synthetisch hergestellter UV-B-Sonnenschutzfilter, wasserlöslich in neutralisierter Form. Wird meist mit Kalium-, Natriumhydroxid oder Triethanolamin neutralisiert. Das Produkt ist gut hautverträglich. Höchstmenge in der fertigen Anwendung: 8% als Säure berechnet. Handelsnamen Eusolex 232 der Firma Merck und Neo Heliopan Hydro der Firma H & R.

## Phenyl Trimethicone 409

### *Polyphenylmethylsiloxan*

Silikonöl. Dünnflüssiges, auf der Haut leicht verteilbares ➠ Lipid, das ein glattes und seidiges Hautgefühl hinterläßt. Sehr gut hautverträglich. Gut löslich in Alkohol. In ➠ Emulsionen bewirkt Silikonöl eine gute Verteilbarkeit und verhindert das »Weißeln« (Schäumen) beim Auftragen auf die Haut. Das Produkt hat eine gute Löslichkeit in Alkohol. Handelsprodukte sind Abil der Firma Goldschmidt und DC 556 Fluid der Firma Dow-Corning.

## Phosphololipids 410

### *Phospholipide*

Glycerylester-difettsäureester, bei denen die dritte OH-Gruppe des Glycerins mit Phosphorsäure verestert ist und die weiteren Säuregruppen der Phosphorsäure wiederum verestert oder mit ➠ Aminen neutralisiert sind. Phospholipide sind die Grundstoffe zur Herstellung von ➠ Liposomen.

## Phosphoric Acid 411

### *Orthophosphorsäure*

Wird zur Einstellung des ➠ pH-Wertes in Kosmetika eingesetzt.

## Piroctone Olamine 412

### *Konservierungsmittel*

Ein Antischuppenmittel für Haarpflegepräparate. Handelsname der Firma Hoechst: Octopirox.

## Polyacrylamide 413

### ➠ *Polymer auf Basis von Kunstharzen*

Wird synthetisch hergestellt. ➠ Gelbildner für die Wasserphase zur Stabilisierung von ➠ Emulsionen. Handelsname Sepigel 305 der Firma Seppic.

## Polybutene 414

### *Polybutylen*

➠ Polymer auf Basis von Butylen (Buten), ➠ Kohlenwasserstoff.

## Polyethylene 415

### *Polyethylen*

Wachsartige Ethylenpolymere, die als → Konsistenzgeber und Stabilisierungsmittel in der Ölphase von → W/O-Emulsionen eingesetzt werden.

## Polyglycerin-3 416

### *Triglycerin*

→ Polymer des Glycerins, bestehend aus 3 Glycerinmolekülen. Viskose, süßschmeckende Flüssigkeit, die als hautpflegender Zusatz mit Feuchthaltevermögen in der Kosmetik eingesetzt wird.

## Polyglyceryl-3 Diisostearate 417

### *Isostearinsäurepolytriglycerylester*

→ Ester der Isostearinsäure mit → Polytriglycerin. Spezieller, flüssiger → Emulgator für → W/O-Emulsionen. Die → Emulsion läßt sich noch durch Zusatz von Paraffinen (→ Kohlenwasserstoffe) stabilisieren. Ein Handelsprodukt ist Lameform TGI der Firma Henkel.

## Polyglyceryl-2 Dipolyhydroxystearate 418

### *Dipolyhydroxystearinsäurepolydiglycerylester*

→ W/O-Emulgator für niedrigviskose → Emulsionen. Handelsname der Firma Henkel: Dehymuls PGPH.

## Polyglyceryl-4 Isostearate 419

### *Isostearinsäurepolytetraglycerylester*

→ Ester der Isostearinsäure mit → Polytetraglycerin. Spezieller, flüssiger → Emulgator für W/O-Cremes, besonders in Verbindung mit Bienenwachs und gehärtetem Rizinusöl. → Emulsionen lassen sich gut durch einen Zusatz von Paraffinen (→ Kohlenwasserstoffe) stabilisieren. Ein Handelsprodukt ist Isolan GI-34 der Firma Goldschmidt.

## Polyglyceryl-3 Methyl Glucose Distearate 420

### *Distearinsäuremethylglukosidpolytriglycerylester*

➠ Emulgator für O/W-Systeme mit hautfreundlichen Eigenschaften. Ein Handelsprodukt ist Tego Care 450 der Firma Goldschmidt.

## Polyglyceryl-3 Oleate 421

### *Ölsäurepolytriglycerylester*

➠ Ester der Ölsäure mit ➠ Polytriglycerin. Hilfs- und ➠ Coemulgator für ➠ W/O-Emulsionen. Wird vielfach in Emulgatorgemischen verwendet. Ein Handelsprodukt ist Protegin der Firma Goldschmidt.

## Polyglyceryl-2 Sequiisostearat 422

### *Mono/diisostearinsäurepolydiglycerylester*

➠ W/O-Emulgator und ➠ Coemulgator für O/W-Emulsionen mit hohen Anteilen von Paraffin- und Esterlipiden. Ergibt weiche ➠ Emulsionen, die sich auf der Haut gut verteilen lassen. Handelsname der Firma Hoechst: Hostacerin DGI.

## Polyisobutene 423

### ➠ *Kohlenwasserstoff*

➠ Polymer. Gelartiges Produkt, das als Glanzgeber in Lippenstiften und Lipgloss-Präparaten dient. Weiterhin wird es in Make-up-Produkten eingesetzt, um die Haftung zu erhöhen. Ein Handelsprodukt ist Rewopal PIB-1000 der Firma Witco.

## Polyquaternium-2 424

### ➠ *Polymer mit Quatgruppen*

➠ Quaternäre Ammoniumverbindung, Wird in der Kosmetik als ➠ Konditioniermittel vorwiegend in Haarpflegeprodukten wie Cremespülungen, 2-in-1-Shampoos, Schaumfestigern usf. eingesetzt. Zieht auf die Haar- und Hautoberfläche auf und glättet diese. Dadurch werden Glanz, leichte Kämmbarkeit und ein weiches Hautgefühl erzeugt. Ein Handelsprodukt ist Celquat CP der Firma National Starch.

## Polyquaternium-6 425

### ➠ *Polymer mit Quatgruppen*

➠ Quaternäre Ammoniumverbindung, Wird in der Kosmetik als ➠ Konditioniermittel vorwiegend in Haarpflegeprodukten wie Cremespülungen und Haarkuren eingesetzt. Zieht auf die Haar- und Hautoberfläche auf und glättet diese. Dadurch werden Glanz, leichte Kämmbarkeit und ein weiches Hautgefühl erzeugt. Ein Handelsprodukt ist Genamin PDAC der Firma Hoechst.

## Polyquaternium-7 426

### ➠ *Polymer mit Quatgruppen*

➠ Polymer mit Acrylamid und Dimethyl-Diallyl-Ammoniumchlorid als Baustein. ➠ Quaternäre Ammoniumverbindung. Wird in der Kosmetik als ➠ Konditioniermittel vorwiegend in Haarpflegeprodukten wie Cremespülungen, 2-in-1-Shampoos, Schaumfestigern usf. eingesetzt. Zieht auf die Haar- und Hautoberfläche auf und glättet diese. Dadurch werden Glanz, leichte Kämmbarkeit und ein weiches Hautgefühl erzeugt. Ein Handelsprodukt ist Merquat 550 + 2200 der Firma Calgon.

## Polyquaternium-10 427

### ➠ *Polymer mit Quatgruppen*

➠ Polymer mit Hydroxyethylcellulose als Baustein. ➠ Quaternäre Ammoniumverbindung. Wird in der Kosmetik als ➠ Konditioniermittel vorwiegend in Haarpflegeprodukten wie Cremespülungen, 2-in-1-Shampoos usf. eingesetzt. Zieht auf Haar- und Hautoberfläche auf und glättet diese. Dadurch werden Glanz, leichte Kämmbarkeit und ein weiches Hautgefühl erzeugt. Handelsprodukte sind Celquat der Firma National Starch und Polymer JR der Firma Amerchol.

## Polyquaternium-11 428

### ➠ *Polymer mit Quatgruppen*

➠ Polymer mit Vinylpyrrolidon und Acrylat als Baustein. ➠ Quaternäre Ammoniumverbindung. Wird in der Kosmetik als ➠ Konditioniermittel vorwiegend in Haarpflegeprodukten wie Cremespülungen, 2-in-1-Shampoos usw. eingesetzt. Zieht auf Haar- und Hautoberfläche auf und glättet diese. Dadurch werden Glanz, leichte Kämmbarkeit und ein weiches Hautgefühl erzeugt. Ein Handelsprodukt ist Gafquat der Firma ISP.

## Polyquaternium-16 429

### ➠ *Polymer mit Quatgruppen*

➠ Polymer mit Vinylpyrrolidon als Baustein. ➠ Quaternäre Ammoniumverbindung. Wird in der Kosmetik als ➠ Konditioniermittel vorwiegend in Haarpflegeprodukten wie Cremespülungen, 2-in-1-Shampoos usf. eingesetzt. Zieht auf Haar- und Hautoberfläche auf und glättet diese. Dadurch werden Glanz, leichte Kämmbarkeit und ein weiches Hautgefühl erzeugt. Ein Handelsprodukt ist Luviquat FC der Firma BASF.

## Polyquaternium-39 430

### ➠ *Polymer mit Quatgruppen*

➠ Polymer mit Acrylsäure, Diallyl-Dimethyl-Ammoniumchlorid und Acrylamid als Baustein. ➠ Quaternäre Ammoniumverbindung. Wird in der Kosmetik als ➠ Konditioniermittel vorwiegend in Haarpflegeprodukten wie Cremespülungen, 2-in-1-Shampoos, Schaumfestigern usf. eingesetzt. Zieht auf die Haar- und Hautoberfläche auf und glättet diese. Dadurch werden Glanz, leichte Kämmbarkeit und ein weiches Hautgefühl erzeugt. Ein Handelsprodukt ist Merquat Plus 3330 der Firma Calgon.

## Polysorbate 20 431

### *Monolaurinsäuresorbitanester-PEG-20-ether*

Vorwiegend Laurinsäuremonoester mit 20 angelagerten Polyethylenglykolgruppen. Gelbliche, wasserlösliche, ölige Flüssigkeit, die hauptsächlich als ➠ Lösungsvermittler und ➠ Netzmittel und auch als ➠ Emulgator oder Coemulgator in ➠ O/W-Emulsionen verwendet wird. Gut hautverträgliches Produkt. Handelsprodukte sind Crillet 1 der Firma Croda und Tween 20 der Firma ICI.

## Polysorbate 60 432

### *Monostearinsäuresorbitanester-PEG-20-ether*

Vorwiegend Stearinsäuremonoester mit 20 angelagerten Polyethylenglykolgruppen. Gelbliche, wasserlösliche Masse, die als ➠ Emulgator und Coemulgator in ➠ O/W-Emulsionen verwendet wird. Gut hautverträgliches Produkt. Handelsprodukte sind Crillet 3 der Firma Croda und Tween 60 der Firma ICI.

## Polysorbate 80 433

### *Monoölsäuresorbitanester-PEG-20-ether*

Vorwiegend Ölsäuremonoester mit 20 angelagerten Polyethylenglykolgruppen. Bräunliche, wasserlösliche, viskose Flüssigkeit, die als ➠ Emulgator und Coemulgator in ➠ O/W-Emulsionen und als ➠ Lösungsvermittler verwendet wird. Gut hautverträgliches Produkt. Handelsprodukte sind Crillet 4 der Firma Croda und Tween 80 der Firma ICI.

## Potassium Abietoyl Hydrolyzed Collagen 434

### *Abietinsäure-Kollagen-Kondensat, Kaliumsalz*

Synthetisches ➠ Tensid (Fettsäure-Eiweiß-Kondensat) mit hautfreundlichen Wascheigenschaften auf Basis einer Harzsäure, die wichtigster Bestandteil des Kolophoniums ist. Wird in der Kosmetik als Cotensid hauptsächlich in Shampoos und Haarnachbehandlungsprodukten eingesetzt, die gegen fettendes Haar wirken sollen. Ein Handelsprodukt ist Lamepon PA-K der Firma Henkel.

## Potassium Bromate 435

### *Kaliumbromat*

Wird im ➠ Kaltwellprozeß zur Fixierung (Oxidation) der Haarstruktur verwendet.

## Potassium Cetyl Phosphate 436

### *Phosphorsäuremono/dicetylester, Kaliumsalz*

➠ Ester der Orthophosphorsäure mit Cetylalkohol, Kaliumsalz. Fester ➠ Emulgator für ➠ O/W-Emulsionen. Ein Handelsprodukt ist Amphisol K der Firma Givaudan-Roure.

## Potassium Cocoyl Hydrolyzed Collagen 437

### *Kokosfettsäure-Kollagen-Kondensat, Kaliumsalz*

Synthetisches ➠ Tensid (Fettsäure-Eiweiß-Kondensat) mit hautfreundlichen Wascheigenschaften. Wird in der Kosmetik als Cotensid hauptsächlich in Shampoos, Dusch- und Schaumbädern, milden Waschlotionen und flüssigen Seifen eingesetzt. Weiterhin dient es als ➠ Verträglichkeitsverbesserer. Ein Handelsprodukt ist Lamepon S der Firma Henkel.

## Potassium Palm Kernelate 438

### *Palmkernfettsäurekaliumseife*

➠ Seife aus Palmkernfettsäure und Kaliumhydroxid. Basis für Toilettenseife.

## Potassium Phosphate 439

### *Kaliumdihydrogenphosphat*

Monokaliumsalz der Orthophosphorsäure (➠ Salze). Wird als ➠ Puffer eingesetzt.

## Potassium Sorbate 440

### *Kaliumsorbat*

Kaliumsalz der Sorbinsäure. Wasserlösliches ➠ Konservierungsmittel, das nur im sauren Bereich wirksam ist. In Kosmetika zugelassen bis zu einer Höchstmenge von 0,6% als Säure berechnet. Bei einer Konzentration über 0,5% können Allergien auftreten, jedoch ist die Allergieanfälligkeit nur ein Zwanzigstel so hoch wie bei den ➠ PHB-Estern. Kaliumsorbat ist für Lebensmittel zugelassen, E 202. Sorbinsäure kommt in der Natur z.B. in den Früchten der Eberesche vor.

## Potassium Tallowate 441

### *Talgfettsäurekaliumseife*

➠ Seife aus Talgfettsäure und Kaliumhydroxid. Basis für Toilettenseife.

## Potassium Thioglycolate 442

### *Kaliumthioglycolat*

Kaliumsalz der Thioglykolsäure (➠ Salz). Wird als Wirkstoff in Enthaarungscremes verwendet. Darf bis zu 5% Säureanteil verwendet werden. Auf der Verpackung müssen Warnhinweise vorhanden sein, da dieser Stoff äußerst aggressiv auf Schleimhäute wirkt (Augen).

## Potassium Undecylenoyl Hydrolyzed Collagen 443

### *Undecylensäure-Kollagen-Kondensat, Kaliumsalz*

Synthetisches ➠ Tensid (Fettsäure-Eiweiß-Kondensat) mit hautfreundlichen Wascheigenschaften. Wird in der Kosmetik als Cotensid hauptsächlich in Shampoos eingesetzt und wirkt als Undecylensäurederivat gegen Schuppen und fettiges Haar. Ein Handelsprodukt ist Lamepon DU der Firma Henkel.

## PPG-5-Ceteth-20 444

### *PEG-20-Cetylether-PPG-5-ether*

➠ Polyethylenglykolether des Cetylalkohols mit 20 angelagerten Polyethylenglykolgruppen, verethert mit 5 angelagerten Polypropylenglykolgruppen. Wird in kosmetischen Präparaten als ➠ Netzmittel und ➠ Lösungsvermittler eingesetzt. Ein Handelsprodukt ist Procetyl AWS der Firma Croda.

## PPG-4-Deceth-4 445

### *PPG-4-Decylether-PEG-4-ether*

➠ Polypropylenglykolether des Decylalkohols mit 4 angelagerten Polypropylenglykolgruppen, verethert mit 4 angelagerten Polyethylenglykolgruppen. Wird in ➠ Perlglanzmitteln als ➠ Emulgator und Stabilisator eingesetzt.

## PPG-5-Laureth-5 446

### *PPG-5-Laurylether-PEG-5-ether*

➠ Polypropylenglykolether des Laurylalkohols mit 5 angelagerten Polypropylenglykolgruppen, verethert mit 5 angelagerten Polyethylenglykolgruppen. Wird in kosmetischen Präparaten, besonders in tensidhaltigen Wasch- und Reinigungsmitteln als ➠ Rückfettungmittel und ➠ Lösungsvermittler in Öl- und Ölschaumbädern eingesetzt. Ein Handelsprodukt ist Aethoxal B der Firma Henkel.

## PPG-3 Myristyl Ether 447

### *PPG-3-Myristylether*

Synthetisches ➠ Lipid mit guter Alkohollöslichkeit. Reduziert die Klebrigkeit anderer Lipide. Auf der Haut praktisch nicht fettend und gut verteilbar. Eingesetzt in Make-up-Produkten, Haut- und Haarpflegemitteln, Badeölen, ➠ Aerosolen und Deodorants. Handelsname der Firma Witco: Witconol APM, der Firma Croda: Promyristyl PM3.

## PPG-1-PEG-9 Lauryl Glycol Ether 448

### *PPG-1-Laurylglykolether-PEG-9-ether*

➠ Polyethylen-/Polypropylenglykolether auf Basis von Laurylalkohol mit 1 angelagerten Polypropylengruppe und 9 angelagerten Polyethylenglykolgruppen. Wasserlösliche Flüssigkeit, die als ➠ Lösungsvermittler und ➠ Emulgator verwendet wird. Besonders gut wirksam zur ➠ Solubilisierung von ätherischen Ölen und Parfümölen in Alkohol-Wasser-Mischungen. Handelsname Eumulgin L der Firma Henkel.

## PPG-15 Stearyl Ether 449

### *PPG-15-Stearylether*

➠ Polypropylenglykolether des Stearylalkohols mit 15 angelagerten Polypropylenglykolgruppen. Wird als oxidationsbeständiges ➠ Lipid in kosmetischen Präparaten, besonders in ➠ Antiperspiranzien eingesetzt. Handelsname der Firma ICI: Arlamol E.

## PPG-1 Trideceth-6 450

### *PPG-1-C 13 Alkohol-PEG-6-Ether*

➠ Polypropylenglykolether eines synthetischen C 13 Alkohols mit 1 angelagerten Polypropylenglykolgruppe, verethert mit 6 angelagerten Polyethylenglykolgruppen. Wird als ➠ Emulgator und ➠ Netzmittel verwendet.

## Propane 451

### *Propan*

➠ Treibgas für ➠ Aerosole (Sprays), ➠ Kohlenwasserstoff. Unter Druck flüssiges Gas. Leicht brennbar.

## Propylene Glycol 452

### *1,2-Propylenglykol*

Alkohol mit 2 funktionellen OH-Gruppen. Feuchthaltemittel in ➠ Emulsionen und Zahnpasten. Ölige Flüssigkeit, ähnlich Glycerin. Gutes Lösungsmittel für PHB-Ester in Emulsionen, d.h., es verstärkt die Lösekraft der Wasserphase und verhindert ein Abwandern der ➠ Parabene in die Fettphase, wo sie unwirksam sind. Extraktionsmittel für Pflanzenteile zur Herstellung von Extrakten. Verdünnungsmittel für dickflüssige ➠ Tenside.

## Propylene Glycol Dicaprylate/Dicaprate 453

### *Dicaprylsäure/Dicaprinsäurepropylenglykolester*

Gemischter ➠ Diester der C 8- und C 10-Fettsäuren mit Propylenglykol. Wird synthetisch hergestellt. Dünnflüssiges Öl, das wenig fettend wirkt und in der Kosmetik anstelle von natürlichen ➠ Lipiden verwendet wird, da es sich leicht auf der Haut verteilen läßt, gut in die Haut einzieht, nicht klebrig wirkt und nicht ranzig wird. Handelsname der Firma Henkel: Myritol PC, der Firma Hüls. Miglyol 840.

## Propyl Gallate 454

### *Propylgallat*

➠ Antioxidans. In der Lebensmittelindustrie zugelassen.

## Propylparaben 455

### *Parahydroxybenzoesäurepropylester*

PHB-Propylester, p-Hydroxybenzoesäurepropylester. ➠ Konservierungsmittel meist in Kombination mit anderen ➠ Parabenen und/oder Phenoxyethanol für kosmetische Produkte. Wirksam in schwach saurem Bereich gegen Hefen und Schimmelpilze, weniger wirksam gegen Bakterien. Sehr schlecht wasserlöslich. Gehört zu den meistverwendeten Konservierungsstoffen. Allergische Reaktionen kommen vor.

## Prunus Dulcis 456

### *Süßmandelöl*

➠ INCI: Sweet Almond Oil. Verwendet wird das fette Öl der Fruchtkerne.

## Prunus Persica 457

### *Pfirsichkernöl*
### *Pfirsich-Extrakt*

➠ INCI: Peach Kernel Oil. Fettes Öl der Fruchtkerne, hoher Gehalt an ungesättigten Fettsäuren.
INCI: Peach Extract. Verwendet wird meist der wasserlösliche Extrakt der Früchte.

## PVM/MA Copolymer 458

### ➠ *Polymer auf Basis von Kunstharzen*

Wird synthetisch hergestellt. PVM/MA: Polyvinylmethylether/Maleinsäure. Dient als Verdickungsmittel, Stabilisator, Dispergiermittel und Filmbildner. Handelsname der Firma ISP: Gantrez AN.

## PVP 459

### ➠ *Polymer auf Basis von Kunstharzen*

Polyvinylpyrrolidon. Wird synthetisch hergestellt. Wasser- und alkohollösliches Harz für den Einsatz in Haarsprays und Haarfestigern. Handelsprodukte sind Luviskol K der Firma BASF und PVP-K der Firma ISP.

## PVP/Eicosene Copolymer 460

### *Polymer auf Basis von Kunstharzen*

Wird synthetisch hergestellt. Fettlösliches Produkt, das hauptsächlich Sonnenschutzpräparaten eine bessere Wasserfestigkeit verleiht und das Abspülen der ➠ Emulsion von der Haut beim Baden erschwert. Ein Handelsprodukt ist Antaron V-220 der Firma ISP.

## PVP/Hexadecene Copolymer 461

### ➠ *Polymer auf Basis von Kunstharzen*

Wird synthetisch hergestellt. Fettlösliches Produkt, das hauptsächlich Sonnenschutzpräparaten eine bessere Wasserfestigkeit verleiht und das Abspülen der ➠ Emulsion von der Haut beim Baden erschwert. Ein Handelsprodukt ist Antaron V-216 der Firma ISP.

## PVP/VA Copolymer 462

### ➠ *Polymer auf Basis von Kunstharzen*

Wird synthetisch hergestellt. Wasser- und alkohollösliches Festigerharz für den Einsatz in Haarspray und Haarfestigern. Handelsprodukte: Luviskol VA der Firma BASF uns PVP/VA der Firma ISP.

## Pyridoxine HCl 463

### *Vitamin-B-6-Hydrochlorid*

Wasserlösliche, feine, weiße Kristalle. Die Substanz wird als Wirkstoff in Haut- und Haarpflegemitteln eingesetzt, da sie einen stimulierenden Effekt hat. Eine wichtige

Eigenschaft ist die heilungsfördernde Wirkung auf die Haut. Vitamin B 6 ist als Schutzstoff gegen Pellagra (rauhe Haut) bekannt und wird zur Regulation der Melaninproduktion (Chloasma, Altersflecken) eingesetzt. Hersteller ist z.B. die Firma Hoffmann-LaRoche.

## Pyridoxine Tripalmitate 464

### *Tripalmitinsäure-Vitamin-B-6-ester*

Fettlösliche Variante des Vitamin B 6. Wird als Wirkstoff in Haut- und Haarpflegemitteln eingesetzt, da es einen stimulierenden Effekt hat. Eine wichtige Eigenschaft ist die heilungsfördernde Wirkung auf die Haut. Vitamin B 6 ist als Schutzstoff gegen Pellagra (rauhe Haut) bekannt und wird zur Regulation der Melaninproduktion (Chloasma, Altersflecken) eingesetzt. Hersteller ist z.B. die Firma Hoffmann-LaRoche.

## Quaternium-15 465

### *Quat*

➠ Quaternäre Ammoniumverbindung. ➠ Konservierungsmittel für kosmetische Produkte, gut wasserlöslich, ➠ pH-Wert unabhängig. Maximale Einsatzkonzentration: 0,2%. Handelsname Dowicil 200 der Firma Dow Chemicals.

## Quaternium-27 466

### *Quat*

➠ Quaternäre Ammoniumverbindung. Wird in der Kosmetik als ➠ Konditioniermittel vorwiegend in Haarpflegeprodukten wie Cremespülungen, 2-in-1-Shampoos, Schaumfestigern usf. eingesetzt. Zieht auf die Haar- und Hautoberfläche auf und glättet diese. Dadurch werden Glanz, leichte Kämmbarkeit und ein weiches Hautgefühl erzeugt. Ein Handelsprodukt ist Rewoquat W der Firma Witco.

## Quaternium-52 467

### *Quat*

➠ Quaternäre Ammoniumverbindung. Wird in der Kosmetik als ➠ Konditioniermittel vorwiegend in Haarpflegeprodukten wie Cremespülungen, 2-in-1-Shampoos,

Schaumfestigern usf. eingesetzt. Zieht auf die Haar- und Hautoberfläche auf und glättet diese. Dadurch werden Glanz, leichte Kämmbarkeit und ein weiches Hautgefühl erzeugt. Ein Handelsprodukt ist Dehyquart SP der Firma Henkel.

## Quaternium-80 468

### *Silkon-Quat*

➠ Quaternäre Ammoniumverbindung. Wird in der Kosmetik als ➠ Konditioniermittel vorwiegend in Haarpflegeprodukten wie Cremespülungen, 2-in-1-Shampoos, Schaumfestigern usf. eingesetzt. Zieht auf die Haar- und Hautoberfläche auf und glättet diese. Dadurch werden Glanz, leichte Kämmbarkeit und ein weiches Hautgefühl erzeugt. Handelsprodukt: Abil Quats der Firma Goldschmidt.

## Quercus 469

### *Eichenrinden-Extrakt*

➠ INCI: Oak Bark Extract. Verwendet wird meist der wasserlösliche Extrakt.

## Retinyl Acetate 470

### *Essigsäure-Vitamin-A-ester*

Essigsäureester von Retinol (Vitamin A), das sehr licht- und sauerstoffempfindlich ist. Retinolester sind besser beständig und werden deshalb in der Kosmetik als Wirkstoff gegen Veränderungen der Haut (Schuppenbildung) und zur Zellregeneration eingesetzt. Hersteller ist z.B. die Firma BASF.

## Retinyl Palmitate 471

### *Palmitinsäure-Vitamin-A-ester*

Palmitinsäureester von Retinol (Vitamin A), das sehr licht- und sauerstoffempfindlich ist. Retinolester sind besser beständig und werden deshalb in der Kosmetik als Wirkstoff gegen Veränderungen der Haut (Schuppenbildung) und zur Zellregeneration eingesetzt. Hersteller ist z.B. die Firma Hoffmann-LaRoche.

## Riboflavin 472

### *Vitamin B 2*

Lactoflavin (älterer Name). Wenig wasserlösliches, gelbes Pulver, das als Wirkstoff zur Auslobung kosmetischen Präparaten zugesetzt wird. Es färbt z.B. Sonnenschutzprodukte gelb. Wird synthetisch hergestellt.

## Ricinus Communis 473

### *Rizinusöl*

➠ INCI: Castor Oil. Stark fettendes, relativ dickflüssiges Pflanzenöl, das besonders in Stiftformulierungen (Lippenstifte, Lippenpflegestifte) zur Erhöhung der Haftfestigkeit und der Glanzbildung auf den Lippen eingesetzt wird.

## RNA 474

### *Ribonukleinsäure*

Ribonucleic Acid. Wichtiger Aufbaustoff der Proteine (Eiweiße). Wirkstoff für biologisch wirksame Haut- und Haarpflegemittel.

## Rosa Canina 475

### *Hagebutten-Extrakt*

➠ INCI: Dog Rose Extract. Verwendet wird meist der wäßrige Extrakt der Frucht.

## Rosa Centifolia 476

### *Rosenwasser*

➠ INCI: Cabbage Rose Water. Destillationswasser der Rosenblüten.

## Rosmarinus Officinalis 477

### *Rosmarinöl*
### *Rosmarin-Extrakt*

➠ INCI: Rosemary Oil. Das ätherische Öl der Pflanze.
INCI: Rosemary Extract. Verwendet wird meist der wasserlösliche Extrakt der Pflanze.

## Rutin 478

### *Rutin*

Auch: Rutosid, Phytomelin, Vitamin P (älterer Name). Bioflavonoid, das in vielen Pflanzenarten vorkommt. Isoliert wurde es aus der Gartenraute. Wichtige Vorkommen sind in den Blättern des Buchweizens und in der ostasiatischen Färberdroge Wei-Fa (13 bis 27%). Wird als Wirkstoff biologisch wirksamen Kosmetikpräparaten zugesetzt.

## Salicylic Acid 479

### *Salizylsäure*

2-Hydroxybenzoesäure. Schwer wasserlösliches Pulver, das stark keratolytisch (hautauflösend) wirkt. Salizylsäure ist in Kosmetika bis zu 0,5% als ➠ Konservierungsmittel zugelassen, jedoch nicht in Präparaten für Kinder unter 3 Jahren, ausgenommen Shampoos. Weitere Anwendungen sind Haarwässer, Antischuppenshampoos, Hornhautentferner.

## Serenoa Repens 480

### *Sägepalmen-Extrakt*

➠ INCI: Saw Palmetto Extract. Verwendet wird meist der wasserlösliche Extrakt der Früchte.

## Serine 481

### *Serin*

β-Hydroxialanin. ➠ Aminosäure, die im Keratin vorhanden ist. Wirkstoff für biologisch wirksame Haut- und Haarpflegemittel.

## Silica 482

### *Siliziumdioxid*

Silica. Wird synthetisch hergestellt. Sehr leichte, voluminöse Pulver, die mit Wasser und ➠ Lipiden ➠ Gele bilden. Nicht toxisch und mit Haut und Schleimhäuten gut verträglich. Hauptsächlich in Zahnpasten verwendet, besonders in transparenten Gelzahnpasten. Ein bekannter Handelsname ist Aerosil der Firma Degussa.

## Simethicone 483

### *Silikon-Gemisch*

Gemisch aus Polymethylsiloxan und Silica. Wird als Antischaummittel eingesetzt.

## Sodium Benzoate 484

### *Natriumbenzoat*

Wasserlösliches ➠ Konservierungsmittel für kosmetische Präparate, auch für Lebensmittel zugelassen, E 211. Es ist nur im sauren Bereich gegen Hefen und Schimmelpilze wirksam. Wird oft mit anderen Konservierungsstoffen kombiniert.

## Sodium Bicarbonate 485

### *Natriumhydrogencarbonat*

Natron, Natriumbicarbonat, Bicarbonat, Baking Soda. ➠ Abrasiv in Zahnpasten. Gute Hautverträglichkeit. In Badesalzen als Enthärtungsmittel für Wasser und für brausende Badesalze.

## Sodium C 14-17 Alkyl Sec Sulfonate 486

### *Sekundäres Sulfonat von C 14-17 Paraffin, Natriumsalz*

Synthetisches ➠ Tensid (Alkansulfonat) aus ➠ Paraffinkohlenwasserstoffen, neutralisiert mit Natriumhydroxid. Gut schäumende Wasch- und Schaumgrundlage für Shampoos und Schaumbäder, flüssige Seifen u.a., die als Basis- oder Cotensid in Verbindung mit anderen Waschgrundstoffen eingesetzt wird. Handelsname der Firma Hoechst: Hostapur SAS.

## Sodium Carbomer 487

### ➠ *Polymer auf Basis von Kunstharzen, mit Natriumhydroxid neutralisiert*

Wird synthetisch hergestellt. ➠ Gelbildner für die Wasserphase zur Stabilisierung von ➠ Emulsionen. Ein Handelsprodukt ist PNC 400 der Firma 3V Inc.

## Sodium Carbonate 488

### *Natriumcarbonat*

Soda. Stark alkalisch (➠ Alkalien) reagierendes ➠ Salz, das leicht keratolytisch (hautauflösend) wirkt. Verwendung in Toilettenseifen und Badesalzen als Wasserenthärtungsmittel.

## Sodium Cetearyl Sulfate 489

### *Cetostearylsulfat, Natriumsalz*

Synthetisches ➠ Tensid (Fettalkoholsulfat) aus Cetostearylalkohol natürlichen oder synthetischen Ursprungs. Wird hauptsächlich als ➠ Emulgator oder Coemulgator in ➠ O/W-Emulsionen eingesetzt. Emulgierender Bestandteil von vielen ➠ selbstemulgierenden Cremegrundlagen. Unter dem Namen Lanette E der Firma Henkel im Handel.

## Sodium Chloride 490

### *Natriumchlorid, Kochsalz*

Dient in der Kosmetik zum Verdicken von ➠ Tensidlösungen und als Grundlage von ➠ Badesalzen.

## Sodium Chondroitin Sulfate 491

### *Chondroitinsulfat, Natriumsalz*

Glykosaminoglykan (Mucopolysaccharid), das Bestandteil der Bindegewebe ist. Hochmolekulare Verbindung, der eine wassereinschleusende und -speichernde Wirkung zugeschrieben wird. In der Kosmetik wird sie in Feuchtigkeit spendenden Präparaten eingesetzt.

## Sodium Citrate 492

### *Natriumcitrat*

Trinatriumsalz der Zitronensäure (➠ Salze). In kosmetischen Präparaten als ➠ Sequestrierungsmittel und pH-Regulator verwendet.

## Sodium Cocoamphoacetate 493

### *Cocoamphoglycinat, Natriumsalz*

➠ Tensid (Amphotensid) synthetischen Ursprungs. Aufgrund der chemischen Struktur kann dieses Tensid je nach ➠ pH-Wert der Umgebung anionisch oder ➠ kationisch sein. Es ist stabil in stark saurem oder alkalischem Milieu. Guter Schaumbildner in hartem oder Meerwasser. Wird als Cotensid in Shampoos und Schaum- und Duschbädern eingesetzt. Handelsprodukte sind Miranol CM der Firma Rhône-Poulenc und Dehyton G der Firma Henkel.

## Sodium Cocoamphopropionate 494

### *Kokoamphopropionat, Natriumsalz*

➠ Tensid (Amphotensid) synthetischen Ursprungs. Aufgrund der chemischen Struktur kann dieses Tensid je nach ➠ pH-Wert der Umgebung anionisch oder

➠ kationisch sein. Es ist stabil in stark saurem oder alkalischem Milieu. Guter Schaumbildner in hartem oder Meerwasser. Wird als Cotensid in Shampoos und Schaum- und Duschbädern eingesetzt. Handelsprodukte sind Miranol CM-SF der Firma Rhône-Poulenc und Rewoteric AM KSF der Firma Witco.

## Sodium Coco-Sulfate 495

### *Monokokosalkoholschwefelsäureester, Natriumsalz*

➠ Tensid zur Herstellung von Syndet-Seifen.

## Sodium Cocoyl Glutamate 496

### *Kokosfettsäure-Glutaminsäure-Kondensat, Natriumsalz*

Synthetisches ➠ Tensid (Fettsäure-Eiweiß-Kondensat) mit hautfreundlichen Wascheigenschaften. Wird in der Kosmetik als Cotensid hauptsächlich in Shampoos, Dusch- und Schaumbädern, milden Waschlotionen und flüssigen Seifen eingesetzt. Ein Handelsprodukt ist Hostapon KCG der Firma Hoechst.

## Sodium Cocoyl Hydrolyzed Collagen 497

### *Kokosfettsäure-Kollagen-Kondensat, Natriumsalz*

Synthetisches ➠ Tensid (Fettsäure-Eiweiß-Kondensat) mit hautfreundlichen Wascheigenschaften. Wird in der Kosmetik als Cotensid hauptsächlich in Shampoos, Dusch- und Schaumbädern, milden Waschlotionen und flüssigen Seifen eingesetzt. Ein Handelsprodukt ist Geliderm 3000 der Firma DGF Stoess.

## Sodium Cocoyl Hydrolyzed Wheat Protein 498

### *Kokosfettsäure-Weizenprotein-Kondensat, Natriumsalz*

Synthetisches ➠ Tensid (Fettsäure-Eiweiß-Kondensat) mit hautfreundlichen Wascheigenschaften. Wird in der Kosmetik als Cotensid hauptsächlich in Shampoos, Dusch- und Schaumbädern, milden Waschlotionen und flüssigen Seifen eingesetzt. Weiterhin dient es als ➠ Verträglichkeitsverbesserer. Ein Handelsprodukt ist Gluadin WK der Firma Henkel.

## Sodium Cocoyl Isethionate 499

### *Kokosfettsäureisethionat, Natriumsalz*

Synthetisches ➠ Tensid (Fettsäureisethionat) mit hautfreundlichen Wascheigenschaften. Wird in der Kosmetik hauptsächlich in Shampoos, Dusch- und Schaumbädern, milden Waschlotionen, flüssigen Seifen und in Seifenstücken (Syndetseifen) eingesetzt. Es besitzt eine gute Wasserhärtebeständigkeit. Ein Handelsprodukt ist Hostapon SCI der Firma Hoechst.

## Sodium C14-16 Olefin Sulfonate 500

### *C14-16-Alphaolefinsulfonat, Natriumsalz*

Synthetisches ➠ Tensid (Olefinsulfonat). Wird als preiswerte Waschgrundlage in Tensidzubereitungen (Shampoos und flüssigen Seifen) eingesetzt. Die Hautverträglichkeit ist gut. Ein Handelsprodukt ist Elfan OS-46 der Firma Akzo-Nobel.

## Sodium Dehydroacetate 501

### *Dehydracetsäure, Natriumsalz*

➠ Konservierungsmittel für kosmetische Produkte. Höchstkonzentration: 0,6% als Säure berechnet. Allergische Reaktionen gering. Darf nicht in ➠ Aerosolpackungen eingesetzt werden.

## Sodium Dodecylbenzene-sulfonate 502

### *Dodecylbenzolsulfonat, Natriumsalz*

Synthetisches ➠ Tensid (Alkylbenzolsulfonat) mit relativ rauhen Wascheigenschaften. Wird in der Kosmetik hauptsächlich in Shampoos, Dusch- und Schaumbädern sowie flüssigen Seifen eingesetzt. Handelsprodukte sind Reworyl NKS der Firma Witco und Nansa der Firma Albright & Wilson.

## Sodium Fluoride 503

### *Natriumfluorid*

Wirkstoff zum Aufbau von Calcium im Zahnschmelz in Zahnpasten. Darf höchstens bis zu 0,15% als Fluor berechnet im Präparat enthalten sein und muß auf der Verpackung deklariert werden.

## Sodium Formate 504

### *Natriumformiat*

Natriumsalz der Ameisensäure (➠ Salze). Wird in kosmetischen Grundstoffen, hauptsächlich in ➠ Tensiden, als ➠ Konservierungsmittel verwendet.

## Sodium Glutamate 505

### *Glutaminsäure, Natriumsalz*

Natriumglutamat. ➠ Salz der Glutaminsäure, die in der Natur als proteinbildender Stoff weit verbreitet ist. Wird in Form von Natriumsalz (Natriumglutamat) in beträchtlichen Mengen als Aromastoff für Fleischerzeugnisse in der Lebensmittelindustrie verwendet. In der Kosmetik wird Natriumglutamat in Feuchtigkeit spendenden Präparaten eingesetzt.

## Sodium Hexametaphosphate 506

### *Natriumhexametaphosphat*

Calgon, Natriummetaphosphat, Graham'sches Salz. Zusatz zu Kosmetikpräparaten. Enthärtet Wasser, bindet mehrwertige Metallionen (Schwermetallionen).

## Sodium Hyaluronate 507

### *Natriumhyaluronat*

Natriumsalz der Hyaluronsäure (➠ Salze). Hyaluronsäure ist eine Verbindung von ➠ Proteinen und Polysacchariden. Ihr wird eine wassereinschleusende und -speichernde Wirkung in der Haut zugeschrieben. In der Kosmetik wird Natriumhyaluronat als ➠ Feuchtigkeitsfaktor eingesetzt.

## Sodium Hydroxide 508

### *Natriumhydroxid*

Ätznatron. Starke Base (Alkali). Wird als Neutralisierungsmittel und/oder pH-Regulator in Kosmetika verwendet.

## Sodium Lactate 509

### *Natriumlactat*

Natriumsalz der Milchsäure (➠ Salze). Bestandteil von ➠ Feuchtigkeitsfaktoren (NMF). ➠ Puffersubstanz.

## Sodium Laureth-11 Carboxylate 510

### *Laurylpolyglkolethercarbonsäure, Natriumsalz*

Synthetisches ➠ Tensid (Alkylpolyethercarbonsäure), das aus ➠ ethoxiliertem Laurylalkohol hergestellt wird. In der Kosmetik wird es als Haupt- oder Cotensid in Shampoos, Dusch- und Schaumbädern eingesetzt. Es ist eine milde und hautfreundliche Waschgrundlage. Handelsprodukte sind Akypo der Firma Chemy und Marlinat CM 105 der Firma Hüls.

## Sodium Laureth Sulfate 511

### *Laurylethersulfat, Natriumsalz*

Natriumlaurylethersulfat. Synthetisches ➠ Tensid (Fettalkoholethersulfat) aus Laurylalkohol natürlichen oder synthetischen Ursprungs mit bis zu 4 angelagerten Polyethylenglykolgruppen. Preiswerte, gut schäumende Wasch- und Schaumgrundlage für Shampoos und Schaumbäder, flüssige Seifen u.a., die meistens als Basistensid in Verbindung mit anderen Waschgrundstoffen allgemein eingesetzt wird. Als etwa 30%ige Lösung oder Pulver unter verschiedenen Markennamen im Handel.

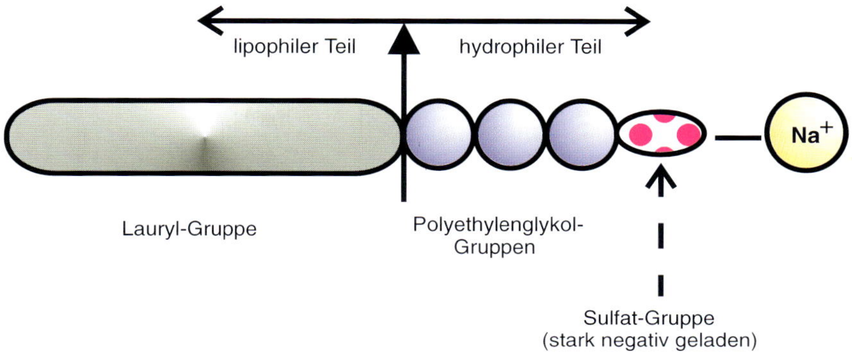


**Laurylethersulfat, Natriumsalz**

(siehe Sodium Laureth Sulfate # 511 + Waschgrundstoffe, Fettalkoholethersulfate)

## Sodium Lauroyl Sarcosinate 512

### *Laurinsäuresarkosinat, Natriumsalz*

Synthetisches ➠ Tensid (Sarkosinat). Sehr gut schäumendes Cotensid für Shampoos und Schaumbäder, flüssige Seifen. Stabil in extremer ➠ pH-Wert-Umgebung. Firmenname der Firma Croda: Crodasinic LS, der Firma Seppic: Oramix L.

## Sodium Lauroyl Taurate 513

### *Laurinsäuretaurat, Natriumsalz*

Synthetisches ➠ Tensid (Fettsäuretaurat) mit hautfreundlichen Wascheigenschaften. Wird in der Kosmetik hauptsächlich als Schaummittel in Zahnpasten eingesetzt. Verwendung auch als milde Waschgrundlage in Shampoos, Dusch- und Schaumbädern, Waschlotionen und flüssigen Seifen. Es besitzt eine gute schaumstabilisierende Wirkung. Ein Handelsprodukt ist Hostapon KTW der Firma Hoechst.

## Sodium Lauryl Sulfate 514

### *Laurylsulfat, Natriumsalz*

Natriumlaurylsulfat. Synthetisches ➠ Tensid (Fettalkoholsulfat) aus Laurylalkohol natürlichen oder synthetischen Ursprungs. Preiswerte, gut schäumende Wasch- und Schaumgrundlage für Shampoos und Schaumbäder, die nicht besonders mild und hautfreundlich ist. In Zahnpasten ebenfalls als Schaum- und ➠ Netzmittel verwendet. Als etwa 30%ige Lösung oder Pulver unter verschiedenen Markennamen im Handel.

## Sodium Metaphosphate 515

### *Natriummetaphosphat*

Natriummetaphosphat, wasserunlöslich. Wird als ➠ Abrasiv in Zahnreinigungsmitteln verwendet.

## Sodium Methyl Cocoyl Taurate 516

### *Kokosfettsäuremethyltaurat, Natriumsalz*

Synthetisches ➠ Tensid (Fettsäuremethyltaurat) mit hautfreundlichen Wascheigenschaften. Wird in der Kosmetik hauptsächlich in Shampoos, Dusch- und Schaumbädern, milden Waschlotionen und flüssigen Seifen eingesetzt. Es besitzt eine gute schaumstabilisierende Wirkung. Ein Handelsprodukt ist Hostapon CT der Firma Hoechst.

## Sodium Methylparaben 517

### *Parahydroxybenzoesäuremethyl-ester, Natriumsalz*

PHB-Methylester-Natriumsalz, p-Hydroxybenzoesäuremethylester-Natriumsalz. Im Vergleich zu den normalen PHB-Estern sind die Natriumsalze gut wasserlöslich, jedoch nur im leicht alkalischen Bereich und darüber. Der Einsatz in Kosmetika ist daher stark eingeschränkt. Es gelten die Bestimmungen wie bei den ➠ Estern.

## Sodium Monofluorphosphate 518

### *Natriummonofluorphosphat*

MFP. Wirkstoff zum Aufbau von Calcium im Zahnschmelz in Zahnpasten. Darf höchstens bis zu 0,15% als Fluor berechnet im Präparat enthalten sein und muß auf der Verpackung deklariert werden.

## Sodium Myreth Sulfate 519

### *Myristylethersulfat, Natriumsalz*

Synthetisches ➠ Tensid (Alkylethersulfat), das aus ethoxiliertem Myristylalkohol hergestellt wird. In der Kosmetik wird es als Haupt- oder Cotensid in Shampoos, Dusch- und Schaumbädern eingesetzt. Es ist eine milde und hautfreundliche Waschgrundlage. Handelsprodukte sind Elfan NS423 der Firma Akzo-Nobel und Genapol CRO der Firma Hoechst.

## Sodium Oleth Sulfate 520

### *Oleylethersulfat, Natriumsalz*

Natriumoleylethersulfat. Synthetisches ➠ Tensid (Fettalkoholethersulfat) aus Oleylalkohol natürlichen oder synthetischen Ursprungs mit bis zu 4 angelagerten Polyethylenglykolgruppen. Gut schäumende, milde Wasch- und Schaumgrundlage für Shampoos und Schaumbäder, flüssige Seifen u.a., die als Cotensid in Verbindung mit anderen Waschgrundstoffen eingesetzt wird.

## Sodium Palm Kernelate 521

### *Palmkernfettsäurenatriumseife*

➠ Seife aus Palmkernfettsäure und Natriumhydroxid. Basis für Toilettenseife.

## Sodium PCA 522

### *2-Pyrrolidon-5-carbonsäure, Natriumsalz*

Pyroglutaminsäure, Natriumsalz, Natriumpyrrolidoncarbonat, Natriumpyroglutamat. Wichtiger ➠ Feuchtigkeitsfaktor, der hauptsächlich in Hautpflegepräparaten eingesetzt wird. Besitzt eine gute Haut- und Schleimhautverträglichkeit; bis jetzt ist keine Sensibilisierung oder Photosensibilisierung bekannt geworden. Das Salz kann bis zum 60fachen seines Gewichts an Wasser aus der Luft mit nur 65% relativer Luftfeuchte aufnehmen. Gehört zu den ➠ NMF. Aufgenommen, erhöht es die Weichheit und Elastizität der Hornhaut und der Haaroberfläche. Handelsprodukte sind Ajidew der Firma Ajinimoto und Nalidone der Firma UCIB.

## Sodium Saccharin 523

### *Saccharin*

Süßstoff. Das Natriumsalz des Saccharins wird wegen der Schwerlöslichkeit des Grundprodukts in Wasser verwendet. Einsatz hauptsächlich in Zahnpasten.

## Sodium Salicylate 524

### *Natriumsalizylat*

Natriumsalz der Salizylsäure (➠ Salze). ➠ Konservierungsmittel, besonders für Shampoos. Darf nicht in Mitteln angewandt werden, die für Kinder unter 3 Jahren gebraucht werden, außer Shampoos.

## Sodium Stearate 525

### *Stearinsäurenatriumseife*

Natriumstearat. ➠ Seife aus Stearinsäure und Natriumhydroxid. Kernseife, Basis für Toilettenseife. Dient auch zur Herstellung von Deodoransstiften als Geliermittel zum Aufbau der Stifte.

## Sodium Styrene/Acrylates Copolymer 526

### ➠ *Polymer auf Basis von Kunstharzen*

Wird synthetisch hergestellt. Wasserverdünnbare Kunststoffdispersion für den Einsatz in Tensidformulierungen. Dieser Zusatzstoff wird hauptsächlich dazu verwendet, um Shampoo- und Badeprodukte milchig einzutrüben und ihnen ein reichhaltigeres und cremiges Aussehen zu verleihen. Handelsname: Lytron 631 der Firma Morton Int.

## Sodium Tallowate 527

### *Talgfettsäurenatriumseife*

➠ Seife aus Talgfettsäure und Natriumhydroxid. Basis für Toilettenseife.

## Soluble Collagen 528

### *Kollagen, löslich*

Natives Kollagen. Nicht hydrolysiertes Kollagen, das aus dem Bindegewebe (Häute) junger Tiere, meist Kälber, gewonnen wird. Es besteht in der Hauptsache aus einem Gemisch von noch nicht gealtertem, ausgereiftem Kollagen. In einer Konzentration von 1 bis 3% in Wasser bildet es einen trüben bis fast klaren Schleim, der hauptsächlich in Hautpflegeprodukten eingesetzt wird. Wegen der eventuellen Gefahr der Übertragung von Rinder-BSE sind Kollagenprodukte aus der Mode gekommen.

## Sorbic Acid 529

### *Sorbinsäure*

2,4-Hexadiensäure. Schlecht wasserlösliches ➠ Konservierungsmittel, das nur im sauren Bereich wirksam ist. In Kosmetika bis zu einer Höchstmenge von 0,6% als Säure berechnet zugelassen. Bei einer Konzentration über 0,5% können Allergien auftreten, jedoch ist die Allergieanfälligkeit nur ein Zwanzigstel so hoch wie bei den ➠ PHB-Estern. Sorbinsäure ist für Lebensmittel zugelassen, E 200. Sie kommt in der Natur z.B. in den Früchten der Eberesche vor.

## Sorbitan Isostearat 530

### *Isostearinsäuremonosorbitanester*

➠ Ester der Isostearinsäure mit Sorbitan. Flüssiger ➠ Emulgator für ➠ W/O-Emulsionen. ➠ Solubilisierungsmittel für ätherische Öle in Gesundheitsbädern. Handelsprodukte sind Arlacel 987 der Firma ICI und Crill 6 der Firma Croda.

## Sorbitan Laurate 531

### *Laurinsäuremonosorbitanester*

➠ Ester der Laurinsäure mit Sorbitan. Flüssiger ➠ Emulgator für ➠ W/O-Emulsionen. Coemulgator für O/W-Emulsionen. ➠ Solubilisierungsmittel für ätherische Öle in Gesundheitsbädern. Handelsprodukte: Arlacel 20 bzw. Span 20 der Firma ICI und Crill 1 der Firma Croda.

## Sorbitan Oleate 532

### *Ölsäuresmonoorbitanester*

➠ Ester der Ölsäure mit Sorbitan. Flüssiger ➠ Emulgator für ➠ W/O-Emulsionen. ➠ Solubilisierungsmittel für ätherische Öle in Gesundheitsbädern. Ein Handelsprodukt ist Arlacel 80 bzw. Span 80 der Firma ICI.

## Sorbitan Stearate 533

### *Stearinsäuremonosorbitanester*

➠ Ester der Stearinsäure mit Sorbit(ol), wobei Sorbitan-, Sorbid- und Sorbitolester entstehen. In der Kosmetik als ➠ W/O-Emulgator eingesetzt. Gut hautverträglich. Handelsprodukte sind Arlacel 40 bzw. Span 40 der Firma ICI und Crill 3 der Firma Croda.

## Sorbitan Tristearate 534

### *Tristearinsäuresorbitanester*

➠ Ester der Stearinsäure mit Sorbitan. Fester ➠ Emulgator für ➠ W/O-Emulsionen und Konsistenzgeber. Ein Handelsprodukt ist Span 65 bzw. Arlacel 65 der Firma ICI.

## Sorbitol 535

### *Sorbit*

Sechswertiger Alkohol, der in der Natur in vielen eßbaren Früchten vorkommt. Wird synthetisch hergestellt. Gut haut- und schleimhautverträglich. Süßes, weißes Pulver oder auch als 70%ige Lösung im Handel. In der Kosmetik hauptsächlich in Zahnpasten als Süßungsmittel und Feuchthaltemittel verwendet, weniger in kosmetischen Emulsionen. Handelsnamen sind Karion der Firma Merck und Sionon der Firma Bayer.

## Sphingolipids 536

## *Sphingolipide*

➠ Lipide, bei denen die ➠ Fettsäuren nicht wie bei den echten Fetten und Ölen mit Glycerin, sondern mit dem Aminoalkohol Sphingosin verestert sind. Sphingosin ist eine auch in Ceramiden, Cerebrosiden und anderen Stoffen besonders im Nervengewebe weitverbreitete Substanz. Sphingolipide werden in der Kosmetik in Pflegepräparaten, die den Anspruch auf biologische Pflege erheben, eingesetzt.

## Squalane 537

## *Squalan, Perhydrosqualen*

Gesättigter, flüssiger ➠ Kohlenwasserstoff, der aus dem im Fischlebertran vorkommenden Squalen durch Hydrierung hergestellt wird. Es ist mischbar mit pflanzlichen ➠ Lipiden, Paraffinöl und kosmetischen Esterölen. Squalan ist ein wertvolles Kosmetiköl und wird hauptsächlich in Hautpflegeprodukten und auch in Reinigungspräparaten für Haut und Haar eingesetzt.

## Squalene 538

## *Squalen*

Ungesättigter, flüssiger ➠ Kohlenwasserstoff, der vor allem in Fischlebertran vorkommt. Squalen wird auch im Olivenöl gefunden (im Unverseifbarem). Es ist mischbar mit pflanzlichen ➠ Lipiden, Paraffinöl und kosmetischen Esterölen. An der Luft absorbiert es leicht Sauerstoff und verharzt. Squalen ist ein wertvolles Kosmetiköl und wird hauptsächlich in Hautpflegeprodukten und auch in Reinigungspräparaten für Haut und Haar eingesetzt.

## Steapyrium Chloride 539

### ➠ *Quat*

Wird in der Kosmetik als ➠ Konditioniermittel vorwiegend in Hautpflegemitteln wie Bodylotions und Haarpflegeprodukten wie Cremespülungen, Schaumfestigern usf. eingesetzt. Zieht auf die Haar- und Hautoberfläche auf und glättet diese. Dadurch werden Glanz, leichte Kämmbarkeit und auf der Haut ein weiches Gefühl erzeugt. Handelsname der Firma Witco: Emcol E607S.

## Stearalkonium Bentonite 540

### ➠ *Quaternäres Verdickungsmittel*

➠ Gelbildner aus Bentonit und Stearyldimethylbenzylammoniumchlorid. Wird zur Herstellung von Stabilisatoren und Verdickungsmitteln für die Ölphase von ➠ W/O-Emulsionen eingesetzt. Ein Handelsprodukt ist Miglyol Gel der Firma Hüls.

## Stearalkonium Chloride 541

### *Benzyldimethylstearylammoniumchlorid*

➠ Quaternäre Ammoniumverbindung. Wird in der Kosmetik als ➠ Konditioniermittel vorwiegend in Haarpflegeprodukten wie Cremespülungen usf. eingesetzt. Zieht auf Haar- und Hautoberfläche auf und glättet diese. Dadurch werden Glanz, leichte Kämmbarkeit und ein weiches Hautgefühl erzeugt.

## Stearalkonium Hectorite 542

### ➠ *Quaternäres Verdickungsmittel*

Gelbildner aus Hectorit und Stearyldimethylbenzylammoniumchlorid. Wird zur Herstellung von Stabilisatoren und Verdickungsmitteln für die Ölphase von ➠ W/O-Emulsionen eingesetzt. Ein Handelsprodukt ist Softisan Gel der Firma Hüls.

## Stearamide MEA 543

### *Stearinsäuremonoethanolamid*

➠ Fettsäurealkanolamid. Schaumstabilisator und Verdickungsmittel (zum Teil in Verbindung mit Kochsalz) für Shampoos, Schaumbäder und andere ➠ tensidhaltige Reinigungsmittel. Dieses Produkt kann freies ➠ Amin enthalten und deshalb mit Nitroverbindungen krebserregendes ➠ Nitrosamin bilden.

## Stearamidopropyl Dimethylamine 544

### ➠ *Amin*

➠ Kationisches ➠ Konditioniermittel und ➠ Coemulgator für pflegende Haarspülungen, Haarkuren, Hautcremes und Lotionen. Es bewirkt ein angenehmes Hautgefühl und trägt zur Verbesserung von Kämmbarkeit und Griff des Haares bei. Handelsmarke der Firma Goldschmidt ist Tego-Amid S18.

## Steareth-2 545
## Steareth-4

### *PEG-2-Stearylether*
### *PEG-4-Stearylether*

➠ Polyethylenglykolether des Stearylalkohols mit 2 angelagerten Polyethylenglykolgruppen.
Polyethylenglykolether des Stearylalkohols mit 4 angelagerten Polyethylenglykolgruppen.
Weiße, wasserdispergierbare Massen, die als ➠ Coemulgator und Verdickungsmittel in ➠ Emulsionen verwendet werden. Weiterhin auch als Zusatz zu Perlglanzkonzentraten. Handelsnamen der Firma Croda: Volpo S2, der Firma ICI: Brij 72.

## Steareth-25 546

### *PEG-25-Stearylether*

➠ Polyethylenglykolether des Stearylalkohols mit 25 angelagerten Polyethylenglykolgruppen.
Weiße, wasserlösliche Masse, die als ➠ Emulgator in ➠ O/W-Emulsionen verwendet wird. Mit Steareth-25 hergestellte Emulsionen sind weitgehend unempfindlich ge-

gen störende Inhaltsstoffe. Fettalkoholpolyethylenglykolether sind jedoch weniger gut hautverträglich, besonders in Sonnenschutzpräparaten (Mallorca-Akne). Handelsname der Firma Goldschmidt für ein Mischprodukt, in dem Steareth-25 enthalten ist: Tego-Care 150 + 300.

## Stearic Acid 547

### *Stearinsäure*

Stearin. Gehört zu den ➠ Fettsäuren. Bestandteil vieler natürlicher Fette und Wachse. In Form von Seife als ➠ Emulgator und Schaummittel in ➠ Aerosol-Schaumhaarfestigern. Meist immer als Gemisch mit Palmitinsäure verwendet.

## Stearoxy Dimethicone 548

### *Polymethyl-stearoxy-siloxan*

Wachsartiges Silikonpolymer, leicht emulgierbar. Wird besonders in emulsionsartigen Haar- und Hautpflegeprodukten eingesetzt. Verleiht dem Haar einen seidigen Glanz und besitzt ein angenehmes, nicht fettiges Hautgefühl. Markenname Abil Wax 2434 der Firma Goldschmidt.

## Steartrimonium Chloride 549

### *Stearyltrimethylammoniumchlorid*

➠ Quaternäre Ammoniumverbindung. Wird in der Kosmetik als ➠ Konditioniermittel vorwiegend in Haarpflegeprodukten wie Cremespülungen und Haarkuren eingesetzt. Zieht auf die Haar- und Hautoberfläche auf und glättet diese. Dadurch werden Glanz, leichte Kämmbarkeit und ein weiches Hautgefühl erzeugt. Handelsname der Firma Hoechst: Genamin STAC.

## Stearyl Alcohol 550

### *Octadecanol, Stearylalkohol*

➠ Fettalkohol, der in der Natur in gebundener Form in Ölen, Fetten und Wachsen vorkommt. Für den industriellen Bedarf wird er jedoch synthetisch aus natürlichen (Rindertalg, Pflanzenfett) oder petrochemischen Vorprodukten hergestellt. Stearylalkohol wird von der Haut gut vertragen und macht sie glatt. In der Kosmetik wird er hauptsächlich als ➠ Konsistenzgeber in ➠ Emulsionen eingesetzt. Er erhöht die Feinheit und die Stabilität von Emulsionen.

## Stearyl Dimethicone 551

### *Stearylpolymethylsiloxan*

Silikonwachs zur Verbesserung des Spreitvermögens von ➠ Emulsionen und Stiftformulierungen mit hoher Schutzwirkung gegen Wasser. In Präparaten der dekorativen Kosmetik wird die Verteilbarkeit und Haftung auf der Haut erhöht. Handelsname der Firma Goldschmidt: Abil Wax 9800.

## Strontium Chloride 552

### *Strontiumchlorid*

Strontiumsalz der Salzsäure (➠ Salze). Zusatz zu Zahnpasten, die speziell bei empfindlichen Zahnhälsen empfohlen werden.

## Styrene/Acrylamide Copolymer 553

### ➠ *Polymer auf Basis von Kunstharzen*

Wird synthetisch hergestellt. Wasserverdünnbare Kunststoffdispersion für den Einsatz in ➠ Tensidformulierungen. Dieser Zusatzstoff wird hauptsächlich dazu verwendet, um Shampoo- und Badeprodukte milchig einzutrüben und ihnen ein reichhaltigeres und cremiges Aussehen zu verleihen. Handelsname: Lytron 300 der Firma Morton Int.

## Styrene/Acrylates Copolymer 554

### ➠ *Polymer auf Basis von Kunstharzen*

Wird synthetisch hergestellt. Wasserverdünnbare Kunststoffdispersion für den Einsatz in ➠ Tensidformulierungen. Dieser Zusatzstoff wird hauptsächlich dazu verwendet, um Shampoo- und Badeprodukte milchig einzutrüben und ihnen ein reichhaltigeres und cremiges Aussehen zu verleihen.

## Styrene/PVP Copolymer 555

### ➠ *Polymer auf Basis von Kunstharzen*

Wird synthetisch hergestellt. Wasserverdünnbare Kunststoffdispersion für den Einsatz in ➠ Tensidformulierungen. Dieser Zusatzstoff wird hauptsächlich dazu verwendet, um Shampoo- und Badeprodukte milchig einzutrüben und ihnen ein reichhaltigeres und cremiges Aussehen zu verleihen. Handelsname: Antara 430 der Firma ISP.

## Sucrose 556

### *Saccharose*

Sukrose, Rübenzucker, Rohrzucker. In zahlreichen Pflanzen anzutreffender Naturstoff. Wird in der Kosmetik in Feuchtigkeit spendenden Präparaten eingesetzt.

## Superoxide Dismutase 557

### *Superoxid-Dismutasen*

Sammelbezeichnung für Metalloenzyme, die als Radikalfänger in biologisch wirksamen Hautpflegemitteln eingesetzt werden.

## Synthetic Bees Wax 558

### *Bienenwachs, künstlich*

Synthetisch hergestelltes ➠ Fett- und Wachssäure/Fett- und Wachsalkohol-Estergemisch mit teilweise freien Fett- und Wachssäuren. Da sich, im Gegensatz zu Naturprodukten, die abhängig von Erntezeit und Klima sind, bei synthetisch hergestellten Produkten die Parameter der Eigenschaften und Reinheit in engen Grenzen halten lassen, werden solche Grundstoffe oft natürlichen vorgezogen. Die Anwendung des synthetischen Bienenwachses gleicht dem des natürlichen.

## Talc 559

### *Talkum*

Grundlage für ➠ Puder, Körperpuder, Babypuder.

## Tallowtrimonium Chloride 560

### *Talgfettalkoholtrimethylammoniumchlorid*

➠ Quaternäre Ammoniumverbindung. Wird in der Kosmetik als ➠ Konditioniermittel vorwiegend in Haarpflegeprodukten wie Cremespülungen, Schaumfestigern usf. eingesetzt. Zieht auf die Haar- und Hautoberfläche auf und glättet diese. Dadurch werden Glanz, leichte Kämmbarkeit und ein weiches Hautgefühl erzeugt.

## Taraxacum Officinale 561

### *Löwenzahn-Extrakt*

➠ INCI: Dandelion Extract. Hauptsächlich werden wäßrige Extrakte der Wurzel verwendet. Man gebraucht auch die Blüten, die Blätter und das Kraut zur Extraktion.

## TEA-Dodecylbenzolsulfonate 562

### *Dodecylbenzolsulfonat, Triethanolaminsalz*

Synthetisches ➠ Tensid. Preiswerte, gut schäumende Wasch- und Schaumgrundlage für Shampoos und Schaumbäder, die nicht besonders mild und hautfreundlich ist. Ein Handelsprodukt ist Marlopon AT 50 der Firma Hüls.

## TEA-Lauryl Sulfate 563

### *Laurylsulfat, Triethanolaminsalz*

Synthetisches ➠ Tensid (Fettalkoholsulfat) aus Laurylalkohol natürlichen oder synthetischen Ursprungs. Preiswerte, gut schäumende Wasch- und Schaumgrundlage für Shampoos und Schaumbäder, die milder und hautfreundlicher als Natriumlaurylsulfat ist. Markenname Texapon T42 der Firma Henkel, Genapol LRT40 der Firma Hoechst.

## TEA-PEG-3 Cocamide Sulfate 564

### *Kokosfettsäureamid-PEG-3-ethersulfat, Triethanolaminsalz*

Synthetisches ➠ Tensid (Alkylamidopolyglykolethersulfat) aus Kokosfettsäureamid mit 3 angelagerten Polyethylenglykolgruppen, neutralisiert mit Triethanolamin. Gut schäumende und milde Wasch- und Schaumgrundlage für Shampoos und Schaumbäder, flüssige Seifen u.a., die als Cotensid in Verbindung mit anderen Waschgrundstoffen eingesetzt wird. Gute Haut- und Schleimhautverträglichkeit. Handelsname der Firma Hoechst: Genapol AMS.

## Terephthalylidene Dicamphor Sulfonic Acid 565

### ➠ *Lichtschutzmittel*

Synthetisch hergestellter UV-A-Sonnenschutzfilter, wasserlöslich in neutralisierter Form. Sehr gut hautverträglich. Wird meist mit Kalium-, Natriumhydroxid oder Triethanolamin neutralisiert.

## Tetrahydroxypropyl Ethylenediamine 566

### *Ethylendiamin-PPG-4-ether*

Ethylendiaminpolypropylenglykol-4-ether. Viskoses, farbloses Öl, das zur Einstellung von ➠ pH-Werten oder zur Neutralisation von Säuren verwendet wird. Wegen der geringen Basizität reagieren die ➠ Salze in den üblichen Konzentrationsbereichen praktisch nicht alkalisch. Sie sind deshalb gut hautverträglich. Ein Handelsprodukt ist Neutrol TE der Firma BASF.

## Tetrasodium EDTA 567

### *Ethylendiamintetraessigsäure, Tetranatriumsalz*

In kosmetischen Präparaten als ➠ Sequestriermittel verwendet.

## Tetrasodium Etidronate 568

### *Etidronsäure, Tetranatriumsalz*

➠ Sequestriermittel und Komplexbildner, das in Kosmetikpräparaten zur Bindung von ➠ Salzen mehrwertiger Metalle eingesetzt wird. Etidronsäure bzw. ihre Salze dienen zur Stabilisierung von Wasserstoffperoxid-Lösungen und ➠ Kaltwellprodukten. Weiterhin wird es in Zahnpflegemitteln zur Verminderung von Zahnstein, in Haarbehandlungsmitteln und Toilettenseifen zur Stabilisierung verwendet. Ein Handelsprodukt ist Turpinal 4NL der Firma Henkel.

## Tetrasodium Pyrophosphate 569

### *Tetrakaliumpyrophosphat*

➠ Abrasiv in Zahnpasten.

## Theobroma Cacao 570

### *Kakaobutter*

➠ INCI: Cocoa Butter. Verwendet wird das Fett der Früchte.

## Threonine 571

### *Aminohydroxibuttersäure*

➠ Aminosäure. Wirkstoff für biologisch wirksame Haut- und Haarpflegemittel.

## Tilia Cordata 572

### *Linden-Extrakt*

➠ INCI: Linden Extract. Verwendet wird meist der wasserlösliche Extrakt der Blüten.

## Titanium Dioxide 573

### *Titandioxid*

Titanweiß. Kosmetisches Färbemittel CI 77 891. Weißes Pulver, das ungiftig und lichtbeständig ist. Wird als weißes Pigment in Zahnpasten eingesetzt. Weiterhin als Aufheller in ➠ Pudergrundlagen, dekorativer Kosmetik (Lippenstifte, Make-up usw.) und Seifen. In mikrofeiner Form als ➠ Lichtschutzfilter in Sonnenschutzpräparaten. In Lebensmitteln zugelassenes ➠ Färbemittel: E 171.

## Tocopherol 574

### *Tokopherol*

Vitamin E. Wird synthetisch oder auch durch Isolierung aus natürlichen Grundstoffen hergestellt. In der Natur kommt es z.B. im Weizenkeimöl und anderen fetten Ölen vor. Es findet sich auch in Milch, Eidotter, Salat und vielen anderen Pflanzen. Tokopherol bildet verschiedene Isomere (Molekülvariationen), von denen das wichtigste und wirksamste das Alpha-Tokopherol ist. Es ist löslich in ➠ Lipiden. Wenig beständig gegen Licht und Luft (Sauerstoff). Es wird gut von der Haut aufgenommen und wirkt heilend. Die Tokopherole sind sehr wirksame ➠ Antioxidanzien. Hersteller ist z.B. die Firma Henkel.

## Tocopheryl Acetate 575

### *Essigsäuretokopherylester*

Tokopherylacetat, Vitamin-E-Acetat. Wird meist aus synthetisch hergestelltem Vitamin E gewonnen. Es ist beständig gegen Licht und Luft (Sauerstoff). Es wird gut von der Haut aufgenommen und wirkt heilend. Die Wirkung ist jedoch geringer als die des unveränderten Tokopherols. Hersteller ist z.B. die Firma BASF; Markennamen der Firma Henkel: Covitol und Copherol.

## Tocopheryl Linoleate 576

### *Linolsäuretokopherylester*

Tokopheryllinolat, Vitamin-E-Linolat. Wird meist aus synthetischem Vitamin E hergestellt. Es ist empfindlich gegen Licht und Luft (Sauerstoff). Wird gut von der Haut aufgenommen und wirkt heilend. Die Wirkung ist jedoch geringer als die unveränderten Tokopherols.

## Triceteareth-4 Phosphate 577

### *Tri-PEG-4-cetearyletherphophorsäureester*

➠ O/W-Emulgator besonders für Paraffin- und Esteröle mit konsistenzgebender Wirkung. Handelsname der Firma Hoechst: Hostaphat KW 340 N.

## Triclosan 578

### *Konservierungsstoff*

➠ Konservierungsmittel für kosmetische Produkte, Höchstkonzentration: 0,3%. Es werden allergische Reaktionen beschrieben. In Zahnpasten als Bakterizid gegen Zahnbelag. War als Deodoranswirkstoff weit verbreitet, wegen Verdacht auf Dioxinverunreinigungen kaum mehr für diesen Zweck verwendet. Handelsname: Irgasan DP 300 der Firma Ciba-Geigy.

## Trideceth-12 579

### *PEG-12-Tridecylether*

➠ Polyethylenglykolether des Tridecylalkohols (Tridecanol) mit 12 angelagerten Polyethylenglykolgruppen. Wird in der Kosmetik als ➠ Tensid und ➠ Emulgator eingesetzt. Alkohol C 13 ist ein synthetisch hergestellter Fettalkohol.

## Triethanolamine 580

### *Triethanolamin*

TEA. ➠ Alkanolamin. Viskoses, farbloses Öl mit leicht fischigem Geruch, das zur Einstellung von ➠ pH-Werten oder zur Neutralisation von Säuren verwendet wird. Wegen der geringen Basizität des TEA reagieren seine ➠ Salze in den üblichen Konzentrationsbereichen praktisch nicht alkalisch. Sie sind deshalb gut hautverträglich.

## Triethyl Citrate 581

### *Zitronensäuretriethylester*

➠ Ester der Zitronensäure mit Ethanol. Wirkstoff für ➠ Deodorants. Wird von Körperbakterien anstelle des Körperschweißes zu geruchlosen Komponenten zersetzt.

Farb- und geruchlose, ölige Flüssigkeit. Handelsname: Hydagen CAT der Firma Henkel.

## Triisopropanolamine 582

### *Triisopropanolamin*

TIPA. ➠ Alkanolamin. Farblose Kristalle mit leicht fischigem Geruch. TIPA wird zur Einstellung von ➠ pH-Werten oder zur Neutralisation von Säuren verwendet.

## Triisostearin 583

### *Triisostearinsäureglycerylester*

➠ Ester der Isostearinsäure mit Glycerin. Dieser synthetisch hergestellte Ester wird in der Kosmetik anstelle von natürlichen ➠ Lipiden verwendet, da er diesen sehr ähnlich ist.

## Trilaureth-4 Phosphate 584

### *Tri-PEG-4-lauryletherphosphorsäureester*

➠ Ester der o-Phosphorsäure mit dem Polyethylenglykolether des ➠ Laurylalkohols mit 4 angelagerten Polyethylenglykolgruppen. Wird in der Kosmetik als ➠ Emulgator für ➠ O/W-Emulsionen eingesetzt.

## Triticum Vulgare 585
## Triticum Vulgare

### *Weizenkeimöl*
### *Weizenkleie-Extrakt*

➠ INCI: Wheat Germ Oil. Verwendet wird das fette Öl der Weizenkeime.
INCI: Wheat Bran Extract. Verwendet werden meist wasserlösliche Extrakte.

## Tromethamine 586

### *Trometamol*

Tris. Tris(hydroxymethyl)-aminomethan. Farblose, kristalline Masse. Dient zur Einstellung von ➠ pH-Werten oder zur Neutralisation von Säuren.

## Tussilago Farfara 587

### *Huflattich-Extrakt*

➠ INCI: Coltsfoot Extract. Verwendet werden Extrakte der Blätter und Blüten.

## Tyrosine 588

### *Tyrosin*

➠ Aminosäure. Wirkstoff für biologisch wirksame Haut- und Haarpflegemittel. Wird als natürlicher Bräunungsverstärker (Melaninbildung) in Sonnenschutzpräparaten eingesetzt.

## Undecylenamide DEA 589

### *Undecylensäurediethanolamid*

➠ Fettsäureethanolamid. Wird als Verdickungsmittel in Verbindung mit Kochsalz in Shampoos eingesetzt. Weiterhin wirkt das Produkt als Undecylensäurederivat gegen Schuppen und fettiges Haar. Ein Handelsprodukt ist Rewocid DU 185 der Firma Witco.

## Undecylenamide MEA 590

### *Undecylensäuremonoethanolamid*

➠ Fettsäureethanolamid. Das Produkt wird in Shampoos und anderen Haarpflegepräparaten eingesetzt und wirkt als Undecylensäurederivat gegen Schuppen und fettiges Haar. Ein Handelsprodukt ist Rewocid U 185 der Firma Witco.

## Undecylenamidopropyltrimonium Methosulfate 591

### *Quat*

➡ Quaternäre Ammoniumverbindung. Wird in der Kosmetik als ➡ Konditioniermittel vorwiegend in Haarpflegeprodukten wie Cremespülungen, 2-in-1-Shampoos, Schaumfestigern usf. eingesetzt. Zieht auf die Haar- und Hautoberfläche auf und glättet diese. Dadurch werden Glanz, leichte Kämmbarkeit und ein weiches Hautgefühl erzeugt. Weiterhin wirkt das Produkt als Undecylensäurederivat gegen Schuppen und fettiges Haar. Ein Handelsprodukt ist Rewocid UTM 185 der Firma Witco.

## Urea 592

### *Harnstoff*

Bestandteil des natürlichen ➡ Feuchtigkeitsfaktors NMF. Wird in der Kosmetik als Wirkstoff in Feuchtigkeitscremes verwendet und zeigt einen wundheilenden Effekt. Wirkt in höherer Dosierung keratolytisch (hautauflösend).

## Urtica Dioica 593

### *Brennessel-Extrakt*

➡ INCI: Nettle Extract. Verwendet wird meist der wasserlösliche Extrakt der Blätter.

## VA/Crotonates Copolymer 594

### ➡ *Polymer auf Basis von Kunstharzen*

Wird synthetisch hergestellt. Wasser- und alkohollösliches Harz für den Einsatz in Haarspray und Haarfestigern. Aristoflex A ist der Handelsname der Firma Hoechst, Luviset CA66 der Handelsname der Firma BASF.

## VA/Crotonates/Vinyl Propionate Copolymer 595

### ➡ *Polymer auf Basis von Kunstharzen*

Wird synthetisch hergestellt. Wasser- und alkohollösliches Harz für den Einsatz in Haarsprays und Haarfestigern. Luviset CAP ist der Handelsname der Firma BASF.

## VA/Vinyl Butyl Benzoate/Crotonates Copolymer 596

### ➠ *Polymer auf Basis von Kunstharzen*

Wird synthetisch hergestellt. Wasser- und alkohollösliches Harz für den Einsatz in Haarspray und Haarfestigern.

## Xanthan Gum 597

### *Xanthan*

Gentechnisch (bakteriologisch) hergestellte Polysaccharide (Polyzucker), die mit Wasser Schleim bilden. Wird in der Kosmetik als ➠ Gelbildner hauptsächlich in Zahnpasten verwendet und als Stabilisator für ➠ Emulsionen. Lebensmittelrechtlich zugelassen.

## Zea Mays 598

### *Mais …*

➠ INCI: Corn . . . Maisöl, Maiskeimöl, Maiskeimextrakt, Mais Glutin Protein, Maisstärke, Maiszuckersirup u.a. Produkte werden in der Kosmetik unter dieser Bezeichnung eingesetzt.

## Zinc Citrate 599

### *Zinkcitrat*

Zinksalz der Zitronensäure (➠ Salze). In Zahnpasten zur Vermeidung von Karies und Zahnstein.

## Zinc Lactate 600

### *Zinklactat*

Zinksalz der Milchsäure (➠ Salze). In Zahnpasten zur Vermeidung von Karies und Zahnstein.

## Zinc Oxide 601

### *Zinkoxid*

➠ Puderbestandteil. Wirkt auf der Haut leicht austrocknend und ➠ adstringierend. Zusatz zu Zinksalben und Gesichtspackungen. In mikrofeiner Form als ➠ Lichtschutzfilter in Sonnenschutzpräparaten.

## Zinc Pyrithione 602

### *Zinkpyrithion*

Konservierungsmittel zur speziellen Behandlung von Kopfschuppen, das vor allem in Shampoos eingesetzt wird. Laut gesetzlicher Vorschrift darf es nur in Produkten verwendet werden, die nach Gebrauch sofort wieder ausgespült werden und in einer Höchstkonzentration von 0,5% vorhanden sein. Handelsnamen sind Zinc Omadine der Firma Olin und Zink-Pyrion der Firma Pyrion-Chemie.

## Zinc Ricinoleate 604

### *Zinkrizinoleat*

Verbindung (➠ Seife) von Zink mit Ricinolsäure aus dem Rizinusöl. ➠ Deodoranswirkstoff. Besitzt auch leicht emulgierende Eigenschaften.

## Zinc Sulfate 604

### *Zinksulfat*

Zinksalz der Schwefelsäure. Starkes ➠ Adstringens und mildes Desinfektionsmittel. Stabilisiert ➠ W/O-Emulsionen.

# Glossar

## Abrasiva

Putzkörper, Schleifmittel, Poliermittel. Dies können mineralische, organische oder synthetische Materialien sein, die eine mehr oder weniger reibende Wirkung auf Zähne, Haut oder Fingernägel haben. In der Kosmetik werden sie meist in eine Trägermasse eingebunden und dienen dann zur Reinigung als Zahnpasten, Peelingcremes oder Nagelpoliermittel. Anorganische Abrasiva sind z.B. Polyphosphate, Kieselsäure, Kreide, Bimsstein usf. Zu den organischen Schleifmitteln gehören beispielsweise Granulate von Steinobstkernen (Aprikosenkernen) oder Weizenkleie. Synthetische Putzkörper sind feine Kunststoff- oder Glasperlchen.

## Absorptionsbasen

Salben- oder Cremegrundlagen, die das Mehrfache ihres Gewichts an Wasser aufnehmen können. Zur Herstellung von Absorptionsbasen werden Mischungen von Paraffinöl, Vaseline oder festen ➠ Kohlenwasserstoffen mit verschiedenen ➠ Emulgatoren wie Wollwachs, Wollwachsalkohol, Sterolen u.a. verwendet. Durch Einrühren von Wasser bilden sich ➠ W/O-Emulsionen. Außerdem können noch Bienenwachs, Oleylalkohol und andere ➠ Fettalkohole darin enthalten sein. Eine bekannte Absorptionsbase ist das Eucerin, Markenname der Firma Beiersdorf.

## adstringierend

Bedeutet zusammenziehend. Adstringenzien sind Mittel, die durch Eiweißfällung auf der Haut oder auf Schleimhäuten das Gewebe oberflächlich verdichten und so die Poren der Haut zusammenziehen. Gleichzeitig wird die Empfindlichkeit der sich in der Haut befindlichen Nervenenden herabgesetzt. Typisch ist das z.B. im Mund durch Schrumpfung an der Schleimhaut entstehende Gefühl beim Gurgeln mit adstringierenden Mitteln. Durch die Zusammenziehung der Poren verursachen die Adstringenzien eine Straffung der Haut. Die Auslässe der Schweißdrüsen werden verschlossen, wodurch die Transpiration gehemmt wird. Adstringenzien eignen sich daher in der Kosmetik zur Herstellung von ➠ Antiperspirantprodukten (Antitranspirantprodukten). Stark adstringierend wirkende Stoffe sind z.B. Aluminiumsalze wie Aluminiumhydroxichlorid und Alaun, Gerbstoffe, Zinksulfat, Tannin, Formaldehyd und Alkohol.

## Aerosole

In der Kosmetik bezeichnet man als Aerosole Druckgaspackungen, aus denen nach dem Betätigen eines Ventils unter anderem Deodorants, Pflegeschäume, Haarfestiger und Parfüms als mehr oder weniger feuchter Sprühnebel oder Schaum abgegeben werden. Diese Druckgaspackungen enthalten meistens eine flüssige Phase, die aus dem unter Druck stehenden ➠ Treibgas – das in diesem Zustand flüssig ist – gelöst ist, und den darin gelösten Wirkstoff. Bei wasserhaltigen Aerosolen bildet der Inhalt meist eine ➠ Emulsion.

## Alkalien

Stoffe, die – in Wasser gelöst – eine alkalische (basische, laugenhafte) Reaktion zeigen, rotes Lackmuspapier blau färben. Der ➠ pH-Wert der Lösung liegt über 7,0. Alkalien schmecken bitter und reizen die Haut. Mit Säuren vermischt neutralisieren sie diese und bilden ➠ Salze. Zu den Alkalien gehören z.B. die Hydroxide von Natrium und Kalium, das Ammoniumhydroxid und organische Basen wie beispielsweise ➠ Amine und das Mono- oder Triethanolamin (➠ Alkanolamine).

## Alkanolamide

➠ Fettsäurealkanolamide

## Alkanolamine

Aminoalkohole. Dies ist der Sammelname für eine Reihe von alkalisch reagierenden Verbindungen von ➠ Alkoholen mit ➠ Aminen, die in der Kosmetik vielseitig als Neutralisationsmittel verwendet werden. Es gibt Mono-, Di- und Trialkanolamine. Die Di-Verbindungen können mit Nitraten oder Nitriten die krebserzeugenden ➠ Nitrosamine bilden und dürfen in der Kosmetik nicht mehr verwendet werden. Die verwendeten Mono- und Trialkanolamine müssen mindestens eine Reinheit von 99% aufweisen, und der Restgehalt an Dialkanolaminen darf 0,5% nicht überschreiten. Die Alkanolamine dürfen nicht mit nitrosierend wirkenden Stoffen (z.B. Nitriten) verarbeitet werden.

## Alkohole

Gruppenbezeichnung für Hydroxyverbindungen von aliphatischen (Benzin-) ➠ Kohlenwasserstoffen. Spezifisch sind Alkohole organisch-chemische Verbindungen, die an ihrer Kohlenstoffkette eine funktionelle OH-Gruppe tragen. Fettalkohole bilden eine Gruppe von speziellen Alkoholen mit langen Kohlenwasserstoffketten, von denen die wichtigsten im Bereich von 8 bis 24 Gliedern liegen. Alkohole können auch mehrere Alkoholgruppen besitzen. Verbindungen mit zwei Gruppen heißen Glykole; Glycerin ist ein Alkohol mit drei Gruppen und Sorbit einer mit sechs Gruppen. Auch organische Säuren können neben der Säuregruppe eine oder mehrere OH-Gruppen besitzen, wie z.B. Zitronensäure oder Milchsäure. Alkohole oder Säuren, die im Molekül Alkoholgruppen enthalten, können mit anorganischen (Mineralsäuren) oder organischen Säuren (z.B. Carbonsäuren wie ➡ Fettsäuren, ➡ Aminosäuren usf.) ➡ Ester bilden.

## Alkylethercarbonsäuren

➡ Waschgrundstoffe

## Alkylsulfate

➡ Waschgrundstoffe

## Amine

Dies sind organische Verbindungen, die als Derivate des Ammoniaks angesehen werden, wobei die Wasserstoffatome in der Grundform des Ammoniaks durch ein, zwei oder drei organische Gruppen ersetzt sein können. Man spricht dann von primären, sekundären und tertiären Aminen. Die sekundären Amine können mit Stickstoff-Sauerstoff-Verbindungen (z.B. Nitrit = Pökelsalz oder nitrosen Gasen aus der Luft, Stickoxiden) die sogenannten ➡ Nitrosamine bilden, die hochgradig krebserzeugende Substanzen sind. Alle Amine reagieren als Basen (wie ➡ Alkalien). Viele Amine riechen fischig.

## Aminosäuren

Organische Säuren, die dadurch gekennzeichnet sind, daß sie an ihrer Kohlenstoffkette sowohl eine Säuregruppe als auch eine basische Aminogruppe tragen. Es können zusätzlich noch anderweitige Gruppen vorhanden sein. Aminosäuren sind die Bausteine der ➡ Proteine.

## Amphotenside

➠ Waschgrundstoffe

## Aniontenside

➠ Waschgrundstoffe

## Antioxidanzien

Oxidationsinhibitoren. Dies sind Verbindungen, die die unerwünschte Oxidation von z.B. ungesättigten Fettverbindungen verhindern, hemmen oder unterbrechen sollen. Die Oxidation ist eine wesentliche Phase des Fettverderbs und für das Verderben von Aromastoffen, vor allem hervorgerufen durch Licht, Wärme und Verunreinigungen. Man unterscheidet zwei Arten von Antioxidanzien, die primären und die ➠ synergistischen. Die primären bewirken den Abbruch der Oxidation, indem sie als Radikalenfänger der bei der Oxidation auftretenden freien Radikale fungieren, so daß die Kettenreaktion, die der Oxidation zugrunde liegt, abgebrochen wird. Die wichtigsten Antioxidanzien sind Tokopherol (Vitamin E) als natürlicher Vertreter, BHT (Butylhydroxitoluol) und BHA (Butylhydroxianisol) als synthetische Produkte. Die synergistischen Antioxidanzien haben keine antioxidative Wirkung, verstärken jedoch die Wirkung der primären Produkte. Wichtige Synergisten sind: Ascorbinsäure (Vitamin C), Zitronensäure, Phosphorsäure und EDTA (Ethylendiamintetraessigsäure). Antioxidanzien werden den Fetten und Ölen in einer Menge von etwa 0,0001 bis 1% = 1 bis 1000 ppm zugesetzt. Eine zu hohe Konzentration bewirkt das Gegenteil, die erwartete Wirkung kann umschlagen. Besonders wichtig ist, daß der Zusatz von Antioxidanzien vor der eintretenden Oxidation den ➠ Lipiden zugefügt wird.

## Antiperspiranzien

Antitranspiranzien, Antischweißmittel. Mittel, die den Austritt des Körperschweißes aus den Poren der Haut, vor allem in der Achselhöhle, herabsetzen sollen. Hierzu werden ➠ adstringierende Mittel verwendet. Daneben wird oft noch eine desodorierende Wirkung angestrebt. In der Kosmetik werden Antiperspiranzien als Sprays, Stifte, Roll-ons, Puder oder Cremes eingesetzt.

## Aromate

➠ Kohlenwasserstoffe

## Äther

➠ Ether

## Badesalze

Pulverförmige oder kristalline Zubereitungen, die hauptsächlich aus Kochsalz bestehen, das parfümiert und angefärbt wird. Weitere Zusätze haben die Aufgabe, das Badewasser weich zu machen. Hierzu werden z.B. Borax, Natriumbicarbonat, Natriumthiosulfat und Phosphate zugefügt. Brausende Badesalze enthalten neben viel Natron noch Säuren (Zitronensäure, Weinsäure), die beim Auflösen des Salzes im Wasser Kohlensäure freisetzen. Sauerstoff abgebende Salze enthalten Perborate oder Persulfate.

## Betaine

Gattungsname für synthetische, amphotere ➠ Waschgrundstoffe, die einen bestimmten Strukturaufbau haben, der sich vom Trimethylammonioacetat (Trimethylderivat des Glycins), einem Derivat der Aminoessigsäure, ableitet. Vor etwa 100 Jahren wurde diese Verbindung im Saft der Zuckerrübe (lat. Beta vulgaris) entdeckt und Betain genannt. Diese ➠ Aminosäure besitzt in ihrer chemischen Struktur eine ➠ quaternäre Ammoniumgruppe und eine Säuregruppe. Später nannte man alle Verbindungen, die diese Gruppen im Molekül besitzen, Betaine. Wegen dieser chemischen Struktur besitzen sie eine sogenannte ➠ Substantivität zu den Haaren und der Haut. Dies kann dazu führen, daß bei einer zu hohen Dosierung der Betaine in Haarwaschmitteln die Haare zu sehr beschwert werden und nach dem Waschen fettig wirken. Die Haut- und Schleimhautverträglichkeit der Betaine ist moderat; sie wird oft überbewertet. Enthält die Säuregruppe der Betaine im Molekül Schwefel, so werden die entsprechenden Verbindungen Sulfobetaine genannt.

## Coemulgatoren

➠ Emulgatoren

## Dauerwellmittel

➠ Kaltwellen

## Deodorants

Kosmetische Zubereitungen, die Wirkstoffe enthalten, die schweißzersetzende Bakterien im Wachstum und in der Verbreitung hemmen und dadurch die Bildung von unangenehmen Gerüchen verhindern. Es werden synthetische oder auch naturidentische Wirkstoffe verwendet, die in ihrer Wirkungsweise sehr unterschiedlich sein können. In der Kosmetik werden Deodorants meist als Sprays, Stifte oder Roll-ons eingesetzt.

## Eiweißhydrolysate

➠ Proteine

## Eiweißstoffe

➠ Proteine

## Emulgatoren

Dies sind Hilfsstoffe, die die Bildung von ➠ Emulsionen aus zwei nicht miteinander mischbaren Phasen bewirken. Emulgatoren gehören zur Stoffklasse der ➠ Tenside. Ihr Molekülaufbau besteht immer aus einem hydrophoben (wasserabstoßenden = lipophilen, ölliebenden) und einem hydrophilen (wasserliebenden = lipophoben, ölabstoßenden) Teil. Die Emulgatoren verringern die Oberflächenspannung der verschiedenen Phasen und nähern sie an. Dies kommt dadurch zustande, da sich die Emulgatoren an der Oberfläche der beiden Phasen ansiedeln und ihre verschiedenen Teile derart orientieren, daß diese in die jeweilige passende Phase eintauchen. Es werden zwei Typen von Emulgatoren unterschieden: O/W- und W/O-Emulgatoren, Öl-in-Wasser- oder Wasser-in-Öl-Emulgatoren. Hierbei sind die hydrophilen oder lipophilen Anteile der Emulgatoren entsprechend stark ausgebildet. Die Anzahl der hydrophilen O/W-Emulgatoren ist wesentlich größer als die der hydrophoben W/O-Emulgatoren.

## Emulsionen

Eine Emulsion ist ein System aus zwei nicht oder nur teilweise mischbaren Flüssigkeiten oder Phasen, bei dem die eine Flüssigkeit oder Phase in der anderen fein verteilt ist. Die äußere Phase, die oft im Überschuß vorhanden ist, bezeichnet man als die kontinuierliche Phase, die in dieser verteilte Flüssigkeit als innere oder disperse Phase. Viele Emulsionen bestehen meist aus einer Wasserphase, in der wasserlösliche Stoffe aufgelöst sein können, und einer Ölphase, die sich oft aus verschiedenen Fettstoffen zusammensetzt. Man unterscheidet Öl-in-Wasser-Emulsionen (➠ O/W-Emulsionen) und Wasser-in-Öl-Emulsionen (➠ W/O-Emulsionen). Zur Herstellung einer Emulsion muß die eine Phase in der anderen fein verteilt werden. Dies geschieht meist durch Zuführung von mechanischer Energie mittels Rühren. Außerdem enthalten Emulsionen immer einen oder mehrere ➠ Emulgatoren, der oder die die Oberflächenspannung zwischen den Phasen herabsetzen und eine Entmischung verhindern. Zusätzlich können die Phasen noch Stabilisatoren enthalten, die die Viskosität (Zähflüssigkeit) erhöhen und damit ebenfalls eine Trennung der Phasen erschweren.

## Ester

Dies sind organische Verbindungen, die aus ➠ Alkoholen und Säuren hergestellt werden. Die Ester sind eine sehr wichtige Gruppe organischer Verbindungen. Sie können mit organischen (z.B. ➠ Fettsäuren) oder anorganischen Säuren (z.B. Mineralsäuren) hergestellt werden. Wegen der sehr großen Vielfalt der möglichen Komponenten, Alkohole oder Säuren, ist diese Gruppe sehr artenreich. Der Name wurde aus dem Wort Essigether (Essigsäureethylester) gebildet. In der Natur sind die Ester in Form von Fetten oder fetten Ölen (➠ Lipide), der Lecithine und vieler Inhaltsstoffe von ätherischen Ölen sehr häufig anzutreffen. Ester lassen sich durch ➠ Verseifung (Hydrolyse) in die Ausgangsbestandteile zerlegen. In der Kosmetik sind viele Ester – auch synthetisch hergestellte – von sehr großer Bedeutung, besonders die sogenannten Esteröle, Verbindungen aus ➠ Fettalkoholen und ➠ Fettsäuren.

## Ether

Gruppenbezeichnung für eine Stoffklasse, die im Molekül eine Sauerstoffbrücke besitzt. Sie sind in der Natur weit verbreitet und werden synthetisch gewonnen. Für die Kosmetik sind besonders die Ether des Ethylenglykols (➠ Polyethylenglykolether) zur Herstellung von ➠ Emulgatoren und ➠ Tensiden sowie zu dem Zweck, ➠ Lipide wasserlöslich zu machen, von großer Bedeutung.

## Ethersulfate

➠ Waschgrundstoffe

## Ethoxilierung

➠ Polyethylenglykole

## Färbemittel

Sammelbezeichnung für alle farbgebenden Stoffe. Diese teilen sich in zwei wichtige Gruppen auf, die Farbstoffe und die Pigmente. Farbstoffe sind lösliche Färbemittel, die entweder in Wasser, ➠ Lipiden, ➠ Alkoholen oder anderen Lösungsmitteln löslich sind. Weiterhin unterscheidet man zwischen natürlichen und synthetischen Farbstoffen. Pigmente sind unlösliche Färbemittel, die anorganischen oder organischen Ursprungs sein können. Wichtige Pigmente, die in der Kosmetik verwendet werden, sind Eisenoxide. Andere farbige Pigmente werden hergestellt, indem man auf anorganische Substrate (z. B. Aluminiumoxid) synthetische Farbstoffe aufträgt. Färbemittel werden in der Kosmetik zum Verbessern des Aussehens der Präparate oder, wie in der dekorativen Kosmetik, zum Anfärben der behandelten Körperpartien eingesetzt. Färbemittel für den Einsatz in Kosmetika müssen zugelassen sein und unterliegen strengen Reinheitsanforderungen. Sie sind in verschiedene Kategorien eingeteilt, je nachdem, mit welchen Körperpartien sie in Berührung kommen dürfen. Auf der Kosmetikverpackung werden sie mit einer Nummer angegeben, der CI(Colour Index)-Nummer. Farbstoffe zum Färben der Haare werden gesondert deklariert.

## Farbstoffe

➠ Färbemittel

## Fettalkohole

➠ Alkohole

## Fettalkoholethersulfat

➠ Waschgrundstoffe

## Fettalkoholpolyglykolether

➠ Polyethylenglykole

## Fettalkoholsulfate

➠ Waschgrundstoffe

## Fette

➠ Lipide

## Fettsäurealkanolamide

Grundstoffe, die hauptsächlich zur Herstellung von kosmetischen Reinigungspräparaten (Shampoos, Schaum- und Duschbädern) als Schaumstabilisatoren, Verdickungsmittel und ➠ Hautrückfetter eingesetzt werden. Fettsäurealkanolamine enthalten oft freie ➠ Amine. Sie selbst, besonders Fettsäuredialkanolamine, und die darin enthaltenen freien Amine können mit Nitro(so)verbindungen die krebserregenden ➠ Nitrosamine bilden. Das Bundesgesundheitsamt hat deshalb empfohlen, Fettsäurealkanolamide nicht mehr oder nur mit hohen Reinheitsanforderungen in kosmetischen Produkten einzusetzen. Fettsäuredialkanolamide dürfen im Rohstoff höchstens 5% freies Dialkanolamin enthalten. Im fertigen Produkt darf der Gehalt an Dialkanolamin 0,5% nicht überschreiten.

## Fettsäureester

➠ Ester

## Fettsäuren

Organische Säuren, die aus pflanzlichen oder tierischen Fetten und Ölen (➠ Lipide) durch Verseifung (Esterspaltung) gewonnen wurden. Sie werden auch synthetisch aus ➠ Kohlenwasserstoffen hergestellt. Chemisch besteht ein Fettsäuremolekül aus einer Kohlenwasserstoffkette, geradlinig, verzweigt, gesättigt oder ungesättigt, und einer organischen Säuregruppe. Es können noch anderweitige Gruppen vorhanden sein. In Form von Triglyceriden (➠ Glyceride) bilden sie Fette und Öle. Sie finden zur Herstellung von kosmetischen Grundstoffen wie ➠ Fettalkoholen, Fettsäureestern und ➠ Seifen in umfangreicher Form Verwendung.

## Feuchtigkeitsfaktoren

Es handelt sich um kosmetische Wirkstoffe, die der Austrocknung der Oberhaut entgegenwirken und dadurch zu ihrer Elastizität, ihrer Geschmeidigkeit und ihrem frischen Aussehen beitragen sollen. Der normale Feuchtigkeitsgehalt der Haut wird von der umgebenden Atmosphäre und vom Gehalt der in der Hornschicht enthaltenen hydrophilen Substanzen reguliert, die in der Lage sind, die in der Haut natürlich vorkommende Feuchtigkeit dort zu speichern und eine Verdunstung zu verhindern. Man spricht vom NMF = natural moisturizing factor, dem natürlichen Feuchtigkeitsfaktor. Dieser Begriff wird auch für Substanzen oder Substanzgemische verwendet, die den Hautpflegemitteln zugesetzt und so der Haut zugeführt werden, um eine erhöhte Wasseraufnahme derselben zu erreichen; diese hydrophilen Substanzen sind aber in gesunder, junger Haut von Natur aus ausreichend vorhanden.

## Gelbildner

Dies sind Stoffe, die in einer Flüssigkeit (Dispersionsmittel) – meist Wasser, auch ➠ Lipiden oder flüssigen Alkoholen – in fein verteilter Form (dispergiert) die Eigenschaft haben, deformierbare Systeme (Gele) zu bilden. Ein Gelbildner bildet im Dispersionsmittel ein räumliches Netzwerk, in dem die Teilchen an verschiedenen Punkten aneinanderhängen. Die Zwischenräume sind mit dem Dispersionsmittel ausgefüllt. In der Kosmetik werden Gelbildner zur Herstellung von Gelen (z.B. Zahnpasten, Frisiergelen) oder zur Stabilisierung der Phasen in ➠ Emulsionen vielfach eingesetzt. Es werden natürliche (Cellulose, Guarmehl u.a.) oder synthetische Gelbildner (➠ Polymere) verwendet.

## Glyceride

Spezielle Gruppe von ➠ Estern des Glycerins, die in der Kosmetik als Hilfsstoffe eine große Bedeutung haben. Wichtig sind die Glycerinmonostearate, Ester des Glycerins und der Stearinsäure, wobei jedoch nur eine der drei Alkoholgruppen des Glycerins mit Stearinsäure verbunden ist. Da aber bei der Herstellung auch die zwei weiteren Alkoholgruppen mit der Säure reagieren, erhält man ebenfalls immer Di- oder Tristearat im Endprodukt. Auch wird meist ein Fettsäuregemisch eingesetzt, natürlich oder synthetisch, das noch mehr oder weniger andere Fettsäuren enthält, meist Palmitinsäure. Glycerinmonostearate sind keine ➠ Emulgatoren im eigentlichen Sinn, jedoch unterstützen sie deren Wirkung. Durch Beimischung von Emulgatoren werden sie selbstemulgierend eingestellt, d.h., durch Aufschmelzen in heißem Wasser bilden sie spontan ➠ Emulsionen. Sie haben die Eigenschaft, Emulsionen zu verdicken. Sind alle drei Alkoholgruppen des Glycerins mit z.B. Fettsäuren verestert, so spricht man von Triglyceriden, die zu den ➠ Lipiden gehören.

## Glycerinmonostearate

➠ Glyceride

## Hautrückfetter

Hierunter versteht man Grundstoffe, die die Fähigkeit haben, sich beim Waschen aus dem verwendeten Waschmittel heraus auf der Haut abzulagern. Hautrückfetter sollen das durch das Waschen entfernte Hautfett wieder ergänzen. Es sind meist leicht emulgierbare Fettstoffe oder wasserlöslich gemachte Substanzen, die sich in Waschzubereitungen gut lösen. Wichtige Hautrückfetter sind z.B. ➠ ethoxilierte ➠ Glyceride, ➠ Fettsäurealkanolamide oder Wollwachsderivate.

## hygroskopisch

So nennt man die Eigenschaft von Stoffen, aus ihrer Umgebung Wasser anzuziehen, sich darin zu lösen und das Wasser an sich zu binden.

## INCI

Abkürzung für International Nomenclature for Cosmetic Ingredients = Internationales Namensverzeichnis für kosmetische Inhaltsstoffe, früher CTFA-Namen. Diese Begriffe entsprechen den in den USA verwendeten Namen und werden auf Kosmetikverpackungen zur Deklaration der Inhaltsstoffe aufgeführt. Ausnahmen gibt es für einige Stoffe, die in der EU verwendet werden und von Begriffen des Arzneibuchs abgeleitet sind. Auch werden in der EU Pflanzenmaterialien mit den lateinischen botanischen Namen bezeichnet.

## Ingredients

In der EU verwendete Bezeichnung für Inhaltsstoffe.

## Insektenrepellents

Insektenabwehrmittel. Dies sind Wirkstoffe, die – auf die Haut aufgetragen – vor auffliegenden Insekten wie Fliegen, Mücken oder Bremsen schützen, durch ihren abstoßenden Effekt also einen Biß oder Stich verhindern. Die Wirkung der Insektenrepellents beruht darauf, daß sie den natürlichen Körpergeruch, der die Insekten anlockt, überdecken. Es handelt sich meist um schwerflüchtige Substanzen, die möglichst nicht wasserlöslich sein sollten, um eine Verdünnung durch Feuchtigkeit und Schweiß auszuschließen. Natürliche Repellents sind z.B. ätherische Öle, die aber für gewöhnlich wegen ihres starken Geruchs durch synthetische Repellents ersetzt werden.

## Kaltwellen

Diese kosmetischen Präparate dienen zur dauerhaften Verformung (Dauerwellen) der Haare. Das Verfahren kann bei Zimmertemperatur ausgeführt werden und trägt deshalb den Namen Kaltwelle. Kaltwellen bestehen zumeist aus Ammoniumsalzen der Thioglykolsäure oder/und Thiomilchsäure und besitzen einen ➠ pH-Wert zwischen 8,0 und 9,5. Ein höherer pH-Wert würde die Haare schädigen oder sie sogar auflösen. Anstelle von Ammoniak wird auch Monoethanolamin (➠ Alkanolamine) als Alkalisierungsmittel eingesetzt, das aber wesentlich aggressiver wirkt und weniger gut hautverträglich ist. Die sogenannten sauren Dauerwellen bestehen aus zwei Komponenten: einem sauren Anteil, der den Wirkstoff (Thioglykolsäureglycerinester) enthält, und im zweiten Teil dem Alkalisierungsmittel. Vor dem Gebrauch werden beide Teile gemischt und der pH-Wert dadurch auf 6,8 bis 7,5 gebracht.

## kationaktiv

➠ Tenside

## Kohlenwasserstoffe

Dies sind chemische Verbindungen, die – wie der Name sagt – aus den Elementen Kohlenstoff und Wasserstoff aufgebaut sind. Kohlenwasserstoffe werden als organische (nichtmineralische) Stoffe bezeichnet. Kohlenstoffatome sind in der Lage, sich untereinander zu langen Ketten zu binden, geradlinig oder verzweigt. Die Ketten können sich auch zu Ringen zusammenschließen. Gerad- und verzweigtkettige Kohlenwasserstoffe (KWS) mit bis zu 60 und mehr Kohlenstoffgliedern sind Paraffinöle, Vaseline und Paraffinwachse, die als preiswerte Grundstoffe vielseitig in der Kosmetik eingesetzt werden. Diese Produkte sind in gereinigtem Zustand gut hautverträglich. Sie haben aber die Eigenschaft, sich auf die Hautoberfläche zu legen und die Poren zu verschließen und damit die Hautatmung zu unterbinden. Der bekannteste ringförmige Kohlenwasserstoff ist das krebserregende Benzol. Man nennt diese ringförmigen KWS auch aromatische Kohlenwasserstoffe. Sie dürfen in der Kosmetik nicht verwendet werden.

## Konditioniermittel

Dies sind Stoffe, die eine große ➠ Substantivität (ein großes Aufziehvermögen) zu Haut und Haar besitzen. Durch das Aufziehen auf die behandelten Oberflächen werden diese von einem dünnen Film geglättet, werden samten und weich (Haut) bzw. voll, gut kämmbar und glänzend (Haare). Konditioniermittel werden meist Hautemulsionen (z.B. Bodylotions, Handcremes etc.) und Haarbehandlungsmitteln (z.B. 2-in-1-Shampoos, Spülungen, Kuren) zugesetzt und ziehen direkt aus dem Präparat auf die Oberfläche auf; der Rest kann abgespült werden. Konditioniermittel sind meist ➠ quaternäre Ammoniumverbindungen, ➠ Amphotenside, ➠ Fettsäurealkanolamide, ➠ Proteine oder ➠ Aminosäuren. ➠ Lipide, ➠ ethoxilierte Lipide und Wollwachsderivate gehören eher zu den ➠ Hautrückfettern.

## Konservierungsmittel

Antimikrobielle Stoffe, die ein unerwünschtes Wachstum von Bakterien oder Pilzen in oder auf kosmetischen Zubereitungen verhindern oder hemmen und dadurch deren Haltbarkeit verlängern und vor Veränderungen bewahren. Die antimikrobielle Wirkung der Konservierungsstoffe beruht meist auf einer Hemmung bestimmter lebensnotwendiger Stoffwechselprozesse bei Bakterien, Hefe- oder Schimmelpilzen. Diese Mikroorganismen bzw. deren Stoffwechselprodukte (Ausscheidungen) können auf der Haut Infektionen oder Unverträglichkeitsreaktionen hervorrufen, was die Anwendung von Konservierungsstoffen rechtfertigt. Viele chemische Verbindungen haben eine antimikrobielle Wirkung, aber nur wenige Konservierungsstoffe sind aus toxikologischer Sicht unbedenklich, d.h., die abtötende Wirkung bezieht sich nicht nur auf die Mikroorganismen, sondern auch auf andere Zellen. Beim Einsatz von Konservierungsstoffen muß deshalb ein Mittelmaß gefunden werden zwischen der geringsten noch wirksamen Einsatzmenge und der Möglichkeit der Schädigung der Hautzellen. Die Zusammensetzung eines kosmetischen Produkts hat großen Einfluß auf die Wirksamkeit von Konservierungsstoffen. In der Praxis kombiniert man daher oft verschiedene Produkte, um ein möglichst breites Wirkungsspektrum zu erhalten. Konservierungsstoffe und deren maximale Einsatzmenge werden von der Kosmetikverordnung bestimmt.

## Konsistenzgeber

Dies sind Stoffe, die die Konsistenz kosmetischer Produkte beeinflussen und erhalten sollen, d.h. sie dickflüssiger oder cremeförmig machen. Es können feste Fettstoffe, die den Schmelzpunkt beeinflussen, oder auch Gelbildner wie synthetische oder natürliche ➠ Polymere sein.

## Lichtschutzfaktoren

➠ Lichtschutzfilter

## Lichtschutzfilter

Sonnenschutzfilter, Sonnenschutzmittel. Sammelbegriff für kosmetische Grundstoffe von sehr verschiedener chemischer Zusammensetzung, die die Einwirkung von Sonnenstrahlung (UV-Licht) auf die Haut in bestimmten Bereichen mildern. Die kurzwellige UV-Strahlung (UV-B) soll absorbiert (aufgenommen) werden und die längerwellige Strahlung (UV-A), die für die Hautbräunung (Pigmentbildung) als natürlicher Eigenschutz verantwortlich ist, durchgelassen oder bei Sunblockern ebenfalls zurückgehalten werden. Geringe Mengen von Sonnenschutzfiltern, in einer sehr dünnen Schicht auf der Haut verteilt, müssen eine optimale Wirksamkeit entfalten. Sie dürfen durch das Licht weder zerstört noch verändert werden und müssen auf der Haut sehr gut verträglich sein, da sehr große Flächen damit behandelt werden. Auch sollten sie möglichst geruchlos sein. Die Industrie bietet für den Einsatz in der Kosmetik zur Herstellung von Sonnenschutzmitteln eine große Vielfalt von Produkten an. Es gibt öllösliche und wasserlösliche Filter. Die Wirksamkeit eines Lichtschutzfilters ist abhängig von seinem Absorptionsvermögen, von der Konzentration im Produkt, von der aufgetragenen Filmstärke auf der Haut und von der Produktgrundlage, in die er eingearbeitet ist. Die Erfahrung hat gezeigt, daß bei gleicher UV-Filterkonzentration ölige Präparate einen eher niedrigeren Schutz bieten und der Faktor von ➠ W/O-Emulsionen zu O/W-Emulsionen ansteigt. Mit höherem Wassergehalt in einer ➠ Emulsion steigt auch der Faktor. Ferner ist die Wirkung besser, je mehr vom Lichtschutzfilter in der kontinuierlichen Phase gelöst ist.

## Lipide

Sammelbezeichnung für unterschiedliche organische Stoffe mit hydrophobem, fett- oder ölähnlichem Charakter. Hierzu können ➠ Kohlenwasserstoffe, ➠ Fettalkohole, ➠ Ester, Silikonöle, Wachse, Lecithine u.a. gehören. Fette sind hauptsächlich ➠ Glycerinester, die in der Natur in fester, halbfester oder flüssiger Form (Öle) weit verbreitet sind. Chemisch werden sie Triglyceride genannt. Feste Fette enthalten fast nur gesättigte Fettsäuren, wogegen Öle mehr oder weniger hohe Anteile von ungesättigten Fettsäuren im Molekül enthalten. Gehärtete (hydrierte) Fette werden auf chemischem Wege durch Anlagerung von Wasserstoff an die Doppelbindungen der ungesättigten Öle hergestellt und erhalten dadurch im Vergleich zu den Ausgangsfetten völlig neue Eigenschaften.

## Liposome

Dies sind winzig kleine Kugeln, bestehend aus einer Fetthülle, die in ihrem Inneren einen Wasserkern aufweist. Die Wandung dieser Kugeln besteht überwiegend aus einer doppelten Schicht von Phospholipiden, d.h. Lecithin. Diese einfachen (unilamellaren) Liposomenkügelchen können bei weiterem Aufbau wiederum von einer doppelten Lipidschicht umgeben sein, die von der inneren auch durch eine Wasserschicht getrennt ist. Es schwimmt also ein Kügelchen im anderen, wobei das äußere natürlich immer größer wird (multilamellare Liposomen). Im »Liposomen-Wasser« können empfindliche Wirkstoffe gelöst und transportiert werden. Liposomen dringen in die Haut ein und öffnen sich dort durch Wechselwirkung mit der Umgebung und geben ihre Inhaltsstoffe frei.

## Lösungsvermittler

Solubilisierungsmittel. Dies sind meist wasserlösliche ➠ Tenside mit einem bestimmten Verhältnis des hydrophilen Molekülanteils zum lipophilen Anteil. Sie vermögen durch ihre Gegenwart wasserunlösliche Stoffe ohne chemische Veränderung des Stoffes in Wasser löslich zu machen (zu solubilisieren). Sie bilden im Wasser Aggregate, die den unlöslichen Stoff umschließen. Die Orientierung der hydrophilen und lipophilen Anteile erfolgt wie bei den ➠ Emulgatoren, von denen sie eine spezielle Gruppe sind. Durch Zusatz von beispielsweise Alkoholen (Ethanol, Isopropanol und/oder Glykolen) lassen sich die solubilisierenden Eigenschaften verstärken. Wichtige Lösungsvermittler sind ➠ ethoxilierte ➠ Fettalkohole, ethoxilierte Sorbitanester (Polysorbate 20).

## Metallseifen

➠ Seifen

## naturidentisch

Hiermit werden synthetisch hergestellte Stoffe bezeichnet, die natürlichen Stoffen im Aufbau 100%ig entsprechen und von diesen nicht unterschieden werden können.

## Netzmittel

Stoffe (➠ Tenside), die die Oberflächenspannung des Wassers oder anderer Flüssigkeiten, wenn sie darin gelöst werden, so stark herabsetzen, daß sich das Wasser oder die Flüssigkeit auf Flächen sofort ausbreiten kann. Zum Beispiel zerläuft ein Wassertropfen auf einer glatten Fläche, wenn er mit einem Netzmittel in Berührung kommt. Das Wasser – und damit die darin gelösten Wirkstoffe – kann die es umgebenden Materialien, z.B. auch die Haut oder die Haare, besser benetzen oder in Poren und Zwischenräume eindringen.

## Neutralöle

Neutralfette (➠ Lipide). Es handelt sich hierbei um flüssige sowie feste ➠ Triglyceride mittelkettiger ➠ Fettsäuren, die praktisch keine freien Säuren mehr enthalten. Diese Bezeichnung wird für synthetische Triglyceride, die eßbar sein können, angewendet. Sie besitzen eine gute Oxidationsbeständigkeit, die Öle eine gute Spreitung auf der Haut und eine hautglättende und penetrationsfördernde Wirkung.

## Nitrosamine

Dies sind organische Stickstoffverbindungen, die zu den stärksten Karzinogenen zählen, die bekannt sind. Nitrosamine entstehen durch eine chemische Reaktion aus sekundären ➠ Aminen und Nitriten oder Stickoxiden im sauren bis neutralen Bereich. Da beide Komponenten praktisch in allen Lebensmitteln und in der Umwelt vorkommen, sind auch die Nitrosamine weit verbreitet. In der Kosmetik finden sie starke Beachtung, da sie in kosmetischen Präparaten durch die gleiche Reaktion entstehen können. Deshalb sollte bei der Auswahl und Kombination von Kosmetikgrundstoffen eine Nitrosaminbildung soweit wie möglich vermieden werden.

## NMF

➠ Feuchtigkeitsfaktoren

## Öle

➠ Lipide

## O/W-Emulsionen

➠ Emulsionen

## Parabene

Amerikanische Bezeichnung für PHB-Ester = Parahydroxybenzoesäureester, p-Hydroxybenzoesäureester. Sie sind die in der Kosmetik am meisten verwendeten ➠ Konservierungsmittel, die auch für Lebensmittel zugelassen sind. In Wasser sind sie sehr schwer löslich, gut in Propylenglykol. Sie werden mit etwa 0,1 bis 0,3% eingesetzt, oft in Kombination mit anderen Konservierungsmitteln. Durch die Schwerlöslichkeit in Wasser bedingt, wandern sie in ➠ Emulsionen in die Fettphase hinein, in der sie sich oft besser lösen und dadurch inaktiv werden. Durch Zusatz von Propylenglykol zur Wasserphase wird die Löslichkeit der PHB-Ester in der Wasserphase erhöht. Die PHB-Ester wirken am besten in einem leicht sauren Milieu. Bei einem ➠ pH-Wert ab etwa 8,0 und höher ist keine konservierende Wirkung mehr vorhanden.

## PEG

➠ Polyethylenglykole

## Peptide

➠ Proteine

## Perlglanzmittel

Diese Zusatzstoffe werden hauptsächlich verwendet, um Shampoo- und Badeprodukten ein reichhaltigeres und schöneres Aussehen zu verleihen. Die Perlglanzmittel werden zwischen 3 und 10% in den Körperpflegemitteln gelöst und bilden einen Perl- oder Seidenglanz, wobei das Präparat gleichzeitig eingetrübt oder milchig wird. Die Zusätze geben den Fertigprodukten einen gewissen Rückfettungseffekt.

## PHB-Ester

➠ Parabene

## pH-Wert

Meßzahl oder Meßwert für die Stärke von Säuren oder Basen. Die Skala ist von 1 bis 14 eingeteilt, wobei 1,0 als sehr stark sauer, 7,0 als neutral und 14,0 als sehr stark basisch (alkalisch) gilt. Der pH-Wert läßt sich elektrisch oder auch durch die Veränderung von bestimmten Farbstoffen (Indikatoren) messen. Hierzu verwendet man oft mit diesen Farbstoffen getränkte Papierstreifen (pH-Papier), die in die zu messende Lösung eingetaucht werden. Anhand einer beigefügten Farbskala läßt sich der pH-Wert mehr oder weniger genau ablesen.

## Pigmente

➠ Färbemittel

## Polyethylenglykole

Internationale Abkürzung = PEG. Es handelt sich hierbei um Stoffe, die aus miteinander zu langen Ketten verknüpften Ethylenglykoleinheiten bestehen; diese können mehrere hundert Glieder enthalten. Unterschieden werden die einzelnen Produkte durch Nennung der Gliederanzahl oder des Molekulargewichts nach dem Namen. Polyglykol-12 besteht aus 12 PEG-Einheiten; der gleiche Stoff, anders genannt, nämlich Polyglykol 600, hat ein Molekulargewicht von 600. Auch die Bezeichnung POE, z.B. POE-12-Laurylalkohol = Polyoxyethylen-12-Laurylalkohol (PEG-12-Laurylether), wird oft verwendet. Polyethylenglykole bis zu einem Molekulargewicht von 700 (oder 14 PEG-Gliedern) sind wasserklare, ölige Flüssigkeiten, die sich in Wasser und Alkohol lösen, dagegen in Ölen unlöslich sind. Ab einem Molekulargewicht von 1000 (oder 20 PEG-Gliedern) werden sie salbenartig und erreichen schließlich die Konsistenz von festen Wachsen, die noch immer wasser- und alkohollöslich, jedoch fettunlöslich sind. Da sie am Anfang und am Ende jeder Kette eine Alkoholgruppe besitzen, können sie mit Säuren ➠ Ester bilden. Die PEG-Ester vieler ➠ Fettsäuren sind wertvolle ➠ Emulgatoren. Wird ein Stoff mit einer oder mehreren Alkoholgruppen (z.B. Glycerin) ethoxiliert, d.h. werden Polyethylenglykolgruppen chemisch angeheftet, so erhält man einen Polyethylenglykolether. Dies ist das chemische Reaktionsverfahren, mit dem z.B. ➠ Fettalkohole, Ester und ➠ Lipide, sofern sie freie Alkoholgruppen besitzen, durch Anlagerung von Glykolketten (Polyethylenglykole, PEG) wasserdispergierbar oder wasserlöslich gemacht

werden können. Hierbei entstehen ➠ Tenside, die als ➠ Emulgatoren, ➠ Lösungsvermittler und ➠ Waschgrundstoffe verwendet werden. Die ➠ Ethoxilierung kann auf verschiedene Weise durchgeführt werden. Beim Verfahren im sauren Bereich, das sehr glatt und schnell abläuft, können mehr oder weniger große Mengen Dioxan entstehen.
In der Pharmazie und Kosmetik werden die reinen Polyethylenglykole häufig als Ersatz für Propylenglykol oder Glycerin, als wasserlösliche Cremegrundlagen, als wasserlösliche ➠ Konsistenzgeber, in Emulsionen zur Verbesserung der Verteilbarkeit auf der Haut, in Zahnpasten zur Verhinderung des Austrocknens eingesetzt.

## Polyethylenglykolether

➠ Polyethylenglykole

## Polyethylenglykolgruppen

➠ Polyethylenglykole

## Polyglycerine

Durch chemische Reaktion können zwei oder mehrere Glycerinmoleküle an jeweils einer der drei Alkoholgruppen miteinander verknüpft werden. Es entstehen dadurch Diglycerine, Triglycerine, Tetraglycerine usf., d.h. Ketten mit bis zu 30 Gliedern. Mit der Anzahl der kondensierten Moleküle steigt die Viskosität der Stoffe. Sie sind wasserlösliche, gelbliche, dickflüssige Öle. Mit den noch freien Alkoholgruppen können ➠ Ester oder Ether hergestellt werden. Die ➠ Ester des Polyglycerins mit ➠ Fettsäuren sind gute ➠ Emulgatoren und werden in der Kosmetik oft verwendet. Polyglycerinester sind gut hautverträglich.

## Polyglycerinester

➠ Polyglycerine

## Polymere

Im eigentlichen Sinne des Wortes die Bezeichnung für das Mehrfache eines Teilchens. Polymere sind Substanzen, die aus Molekülen (Monomeren) gleicher Art (Homopolymere) oder mehrerer Arten (Copolymere), wiederholt aneinandergereiht, aufgebaut sind. Sie können aus zwei Bausteinen (Dimeren) bis zu vielen Zehntausenden von Bausteinen zusammengesetzt sein.

## Polypeptide

➠ Proteine

## Polypropylenglykole

Internationale Abkürzung = PPG. Es handelt sich hierbei zu den ➠ Polyethylenglykolen analoge Stoffe, die aus miteinander zu langen Ketten verknüpften Propylenglykoleinheiten bestehen und in ihren Eigenschaften den Polyethylenglykolen sehr ähnlich sind.

## Proteine

Eiweißstoffe. Sie sind die Träger der Lebensfunktionen und ein wesentlicher Bestandteil der Haut, der Haare, der Nägel, der Muskeln und der Sehnen. Sie kommen in der Milch, in Eiern und vielen Pflanzen vor, besonders in Samen. Sie sind aus verschiedenen Einzelbausteinen, den ➠ Aminosäuren, aufgebaut und bilden lange Kettenmoleküle. Die Aminosäuren kommen in einer für jedes Protein charakteristischen Häufigkeit vor. Durch chemische und biologische (enzymatische) Methoden lassen sich die Proteine bis hinunter zu den Aminosäuren abbauen. Teilweise abgebaute Proteine, die also nur noch kurze Aminosäureketten besitzen, nennt man Peptide (Polypeptide) oder auch, nach der Art des Abbaus durch Hydrolyse, hydrolysierte Proteine oder Eiweißhydrolysate. Die reinen Eiweißkörper sind aufgrund ihrer langen Moleküle für die Kosmetik von geringem Interesse, da sie aufgrund ihrer riesigen Kettenmoleküle von der Haut nicht aufgenommen werden können. Durch Zerbrechen (Verkleinern) der langen Ketten mittels Hydrolyse erhält man Produkte, die wasserlöslich und dann auch kosmetisch von Bedeutung sind. Sie besitzen eine Substantivität (➠ Konditioniermittel). Sie sind hautverträglich und verbessern in vielen Fällen die Verträglichkeit anderer aggressiver Substanzen, so z.B. die der ➠ Waschgrundstoffe. Die Hydrolysate, sofern sie genügend klein abgebaut sind, und die Aminosäuren können in die Haut eindringen. Dort haben sie eine stimulierende Wirkung durch einsetzende Abwehrreaktionen des Gewebes. Durch Filmbildung auf der Haut und den Haaren verleihen sie ein Gefühl von Hautglätte und verbessern die Kämmbarkeit der Haare. Es wurde auch nachgewiesen, daß Proteinhydrolysate Feuchtigkeit in Haut und Haaren zu binden vermögen. Durch chemische Anlagerung anderer Molekülstrukturen lassen sich viele wertvolle Kosmetikgrundstoffe gewinnen. Es können hautfreundliche ➠ Tenside hergestellt werden; durch

Anlagerung von ➠ Fettsäuren kann man Peptide oder Aminosäuren in Alkohol und Aceton löslich machen, um so in Haarsprays, Nagellacken und Nagellackentfernern Einsatz zu finden.

## Pudergrundlagen

Pudergrundstoffe zur Herstellung kosmetischer und pharmazeutischer Puder, die äußerlich anzuwenden sind. Dies können einheitliche Stoffe oder bereits vorgemischte Produkte sein. Hierzu verwendet man Stärke, modifizierte Stärke, Talkum, Kreide, Magnesiumcarbonat und -oxid, Bariumsulfat, Zinkoxid, Aluminium-, Magnesium- und Zinkstearat, Kieselgur, Silica, Titandioxid sowie Eisenoxidpigmente zum Anfärben. Die Puderbasen enthalten weiterhin Wirk- und Duftstoffe. Die Puderbestandteile müssen in feinster Verteilung vorliegen. Sie sollen saugfähig sein, kühlen und gleitfähig machen. Außerdem sollten sie ein gutes Haft- und Deckvermögen besitzen und die Haut nicht reizen.

## Puffer

Puffer oder Puffergemische bestehen meist aus schwachen Säuren oder Basen (Alkalien) und ihren Salzen und sollen unerwünschte Veränderungen des ➠ pH-Werts verhindern. Bei Gegenwart von Puffern verursachen Zugaben kleinerer Mengen an Säure oder Base nur geringfügige Abweichungen vom eingestellten pH-Wert, weil die hinzukommenden Überschüsse abgefangen und neutralisiert werden.

## Putzkörper

➠ Abrasiva

## Quats

➠ Quaternäre Ammoniumverbindungen

## Quaternäre Ammoniumverbindungen

Kurzbezeichnung: Quats. Es handelt sich hierbei um synthetische Verbindungen, die sich vom Ammoniumion ableiten, wobei die Wasserstoffatome durch organische Moleküle oder Molekülketten ersetzt sind. Die Quats sind positiv geladen und sogenannte Kationtenside. Sie schäumen stark, besitzen aber nur geringes Waschvermögen. Schon in geringen Konzentrationen ziehen sie auf Oberflächen auf, z.B. auf die Haut, die Haare und Fasern. Sie weisen eine sogenannte ➠ Substantivität auf. Sie sind gute ➠ Netzmittel und ausgezeichnete ➠ Emulgatoren. Quats bilden mit ➠ Aniontensiden ➠ Salze und können dadurch ihre Wirksamkeit verlieren. Viele Derivate dieser Reihe wirken desinfizierend und werden daher auch als ➠ Konservierungsmittel verwendet. Meistens besitzen die Quats eine Fettkette im Molekül, die für die Haut- und Schleimhautverträglichkeit dieser Grundstoffe eine Rolle spielt; je länger die Kette, desto milder und weniger hautreizend ist das Produkt. Quats mit sehr langen ➠ Protein- oder Celluloseketten sind gut hautverträglich. In der Kosmetik werden sie hauptsächlich als ➠ Konditioniermittel eingesetzt. Kurzkettige Quats wirken stark hautreizend.

## Rückfetter

➠ Hautrückfetter

## Salze

Im allgemeinen Sprachgebrauch versteht man unter Salz Kochsalz = Natriumchlorid. Chemisch sind Salze Verbindungen einer Säure mit einem Metall oder mit ➠ Alkalien, z.B. ➠ Aminen und deren Verbindungen. Die Säuren können anorganischen (mineralischen) oder organischen Ursprungs (z.B. Fettsäuren) sein. Salze von Fettsäuren nennt man ➠ Seifen. Viele Salze spielen in kosmetischen Anwendungen eine wichtige Rolle.

## Seifen

Dies sind Verbindungen (➠ Salze) von mittel- bis langkettigen ➠ Fettsäuren mit ➠ Alkalien oder Erdalkalien, verschiedenen ➠ Aminen oder ➠ Alkanolaminen. Als Waschmittel sind Natrium-, Kalium-, Ammonium- oder Aminsalze von Bedeutung. Als Metallseifen bezeichnet man die wasserunlöslichen Calcium-, Magnesium-, Zink- und Aluminiumsalze, von denen z.B. die Stearate in der Kosmetik eine wichtige Rolle spielen. Von den Alkalisalzen sind die Natriumseife = Kernseife (Feinseife) und die Kaliumseife = Schmierseife am wichtigsten. Die Wasserlöslichkeit dieser Seifen nimmt mit steigender Kettenlänge der Fettsäuren ab. Alkaliseifen von ungesättigten Fettsäuren sind gut wasserlöslich. Ihre Waschwirkung beruht auf der Eigenschaft, ➠ Netzmittel und ➠ Emulgator zu sein. Die Alkaliseifen gehören chemisch zu der Gruppe der ➠ Aniontenside. Hergestellt werden Seifen durch Aufspalten von ➠ Glyceriden (Verseifung der ➠ Ester) mit Alkalien in Glycerin und Seife oder durch Neutralisation von Fettsäuren mit Basen.

## selbstemulgierend

➠ Glyceride

## Sequestriermittel

Dies sind chemische Substanzen, die Metallionen durch Komplexbildung an sich binden und dadurch inaktivieren und in eine lösliche Form überführen. Dies nennt man Sequestrierung oder Chelatbildung. In der Kosmetik werden diese Mittel verwendet, um Wasser zu enthärten oder schädliche Schwermetallionen, besonders Eisenionen, unschädlich zu machen. Sequestriermittel werden oft mit ➠ Antioxidanzien zusammen eingesetzt. Sie dienen auch zum Schutz und zur Haltbarmachung von Körperpflegemitteln, Wasserstoffperoxidlösungen, Toilettenseifen, Shampoos, Dusch- und Badepräparaten etc.

## Solubilisierungsmittel

➠ Lösungsvermittler

## Sonnenschutzfilter

➠ Lichtschutzfilter

## Substantivität

Hierunter versteht man das Vermögen mancher Stoffe, aus Lösungen heraus auf bestimmte Oberflächen aufzuziehen bzw. sich dort abzulagern. Für die Kosmetik haben substantive Stoffe eine große Bedeutung. Die wichtigsten sind die ➠ quaternären Ammoniumverbindungen. In Haarpflegemitteln eingesetzt, legen sie sich um den Haarschaft und glätten das Haar. Glanz und bessere Kämmbarkeit sind die Folge. Der Haut vermitteln sie ebenfalls Weichheit und Glätte. Allerdings werden bei einer zu hohen Einsatzmenge von Produkten mit starker Substantivität die Haare zu stark beschwert; es zieht zuviel Substanz auf, und die Haare fühlen sich fettig an.

## Sulfobetaine

➠ Betaine, ➠ Waschgrundstoffe

## Sultaine

➠ Betaine

## Synergisten

Substanzen, die die Wirkung einer anderen Substanz, mit der sie zusammengebracht werden, zu steigern und einen additiven oder potenzierenden Effekt hervorzubringen vermögen, nennt man Synergisten. Sie haben einen synergistischen Effekt. Eine synergistisch wirkende Substanz ist z.B. Ascorbinsäure (Vitamin C). Sie verstärkt die Wirkung von ➠ Antioxidanzien, die den ➠ Fetten und Ölen zugefügt werden.

## Tenside

Waschaktive Substanzen, oberflächenaktive oder grenzflächenaktive Substanzen, englisch: Surfactants. Dies sind organische Verbindungen, die die Kräfte an den Berührungsflächen verschiedener Materialien durch Herabsetzung der Oberflächenspannung beeinflussen. Dies wird durch eine bessere Benetzbarkeit oder Emulgierung sichtbar. Die Tenside besitzen im Molekül jeweils einen hydrophilen und einen hydrophoben Teil und sind mindestens in einer Phase eines flüssigen Systems löslich. Zu den Tensiden gehören im engeren Sinn die ➠ Waschgrundstoffe, die ➠ Netzmittel, ➠ Emulgatoren und ➠ Lösungsvermittler. Je nach der elektrischer Ladung im Molekül unterscheidet man wie folgt: Aniontenside sind negativ geladen; Amphotenside sind Waschgrundstoffe, die sowohl saure als auch basische Gruppen enthalten und sich im sauren Milieu ähnlich wie eine ➠ quaternäre Ammoniumverbindung und im neutralen bis alkalischem Milieu ähnlich wie ein Aniontensid verhalten; Kationtenside sind positiv geladen; Niotenside oder nichtionogene Tenside verhalten sich neutral. Siehe auch ➠ Waschgrundstoffe.

## Treibgase

Treibgase werden in der Kosmetik zur Herstellung von ➠ Aerosolen verwendet. Man unterscheidet verschiedene Arten. Es handelt sich um bei Zimmertemperatur leicht zu verflüssigende Gase oder auch komprimierte Gase, die – gemischt mit Wirkstofflösungen, -emulsionen oder -suspensionen und in Aerosoldosen abgefüllt – in der Lage sind, diese Stoffe über ein Ventil zu zerstäuben oder aufzuschäumen. Die Treibgase sollten leicht im Wirkstoff löslich sein oder sich durch einfaches Schütteln mit diesem emulgieren. Die klassischen Treibgase waren die unbrennbaren Fluorchlorkohlenwasserstoffe (FCKW), die jedoch ihrer Umweltschädlichkeit wegen

(Ozonabbau) nicht mehr eingesetzt werden. Die heutzutage für Kosmetikaerosole verwendeten wichtigsten Treibgase sind niedrigsiedende bzw. bei Zimmertemperatur gasförmige ➠ Kohlenwasserstoffe wie Propan, Butan usf. Sie haben ein relativ schlechtes Lösevermögen für viele Wirkstoffe und sind hochentflammbar. Andere als Treibgase verwendbare Stoffe sind z.B. Dimethylether, Stickstoff, Stickoxide oder Kohlendioxid.

## Überfettungsmittel

Dies sind ➠ Lipide oder fettartige Substanzen, die insbesondere kosmetischen Reinigungsmitteln, z.B. Seifen, Duschbädern und Shampoos, als zusätzliche hautpflegende Komponente zugegeben und fettarmen Kosmetikprodukten zugesetzt werden, um die pflegenden Eigenschaften zu verstärken. Produkte dieser Art sind: flüssiges Lanolin, ➠ Fettsäurealkanolamide, ➠ Absorptionsbasen und ➠ Lecithin.

## Unverseifbares

Dies sind Stoffe, die in ➠ Lipiden vorkommen, nach der Verseifung (➠ Seifen) als Rückstand übrigbleiben und sich mit Lösungsmitteln extrahieren lassen. Das Unverseifbare besteht aus Cholesterin (tierischen Lipiden), Phytosterolen (pflanzlichen Lipiden), ➠ Kohlenwasserstoffen, ➠ Fettalkoholen und fettlöslichen Vitaminen.

## UV

➠ Lichtschutzfilter

## Verseifung

➠ Seifen

## Verträglichkeitsverbesserer

Das sind Stoffe, die einem Kosmetikprodukt (z.B. Shampoo) mit aus Kostengründen weniger gut hautverträglichen Grundstoffen eine bessere Verträglichkeit verleihen und negative Wirkungen mildern. Zum Beispiel setzen Proteine die Aggressivität von bestimmten ➠ Waschgrundstoffen (Laurylsulfat) herab.

## Waschgrundstoffe

Zur Herstellung von kosmetischen Waschmitteln wird eine Vielzahl von synthetischen Waschgrundstoffen eingesetzt. Die wichtigste Gruppe bilden die anionischen Tenside.

*Fettalkoholsulfate* oder *Alkylsulfate,* Verbindungen von ➠ Fettalkoholen (Lauryl-, Cetyl-, Stearylalkohol) mit Schwefelsäure, deren Sulfatgruppe mit Alkalien oder Aminbasen neutralisiert ist.

*Fettalkoholethersulfate.* Hier werden ➠ ethoxilierte Fettalkohole sulfatiert. Meist werden die eingesetzten Fettalkohole – vorwiegend Laurylalkohol, Herkunft Kokosfett – mit 2 bis 3 Ethylenglykolgruppen verethert. Es können bis zu 11 oder mehr PEG-Gruppen vorhanden sein. Die Sulfatgruppe ist ebenfalls mit Alkalien oder Aminbasen neutralisiert.

*Alkyllaurylsulfonate,* auch *Alkylbenzolsulfonate.* Hier handelt es sich um Verbindungen, zu deren Herstellung man als Ausgangsmaterial hauptsächlich Dodecylbenzol verwendet, das mit geeigneten Mitteln sulfoniert und anschließend mit Alkalien oder Aminbasen neutralisiert wird. Haupteinsatzgebiet dieser Tenside sind Haushaltsreiniger und Waschmittel.

*Alpha-Olefinsulfonate und Alkansulfonate.* Durch Einwirkung von Schwefeltrioxid auf unverzweigte Olefine (einfach ungesättigte ➠ Kohlenwasserstoffe) entstehen waschaktive Substanzen. Zur Herstellung von Alkansulfonaten werden Paraffinkohlenwasserstoffe eingesetzt. Verwendet werden meist die Natriumsalze. Als Waschgrundlagen in Haarreinigungsmitteln sind sie in etwa mit Natriumlaurylsulfat zu vergleichen.

*Sulfosuccinate* oder *Sulfobernsteinsäureester.* Als Ausgangsmaterial zur Herstellung dieser Tenside wird Maleinsäureanhydrid eingesetzt. Dies ist ein Derivat der Maleinsäure, der ungesättigten Variante der Bernsteinsäure. Beide Säuren besitzen zwei Säuregruppen. Im Laufe des Herstellungsprozesses wird die Doppelbindung der Maleinsäure aufgespalten, so daß die entstehenden Derivate der gesättigten Bernsteinsäure entsprechen. Die Ester oder Salze der Bernsteinsäure heißen Succinate. Im Prozeßverlauf wird das Maleinsäureanhydrid mit ➠ Fettalkoholen (z.B. Laurylalkohol), ➠ Fettalkoholpolyglykolethern (z.B. Laureth-3), ➠ Fettsäurealkanolamiden (z.B. Lauramide-MEA) und anderen esterbildenden Substanzen zum Monoester verestert. Danach erfolgt die Einführung der Sulfogruppe unter Auflösung der Doppelbindung. Am Ende werden die beiden Säuregruppen, die zweite Säuregruppe der Bernsteinsäure und die der Sulfogruppe, neutralisiert. Meist geschieht dies mit Natriumhydroxid, so daß sich Dinatriumsalze bilden. Diester der Sulfobernsteinsäure besitzen hauptsächlich einen technischen Einsatzwert. Sulfosuccinate zeichnen sich durch gute Verträglichkeit gegenüber der Haut und den Schleimhäuten aus, sie sind beständig gegenüber hartem Wasser, besitzen eine milde Reinigungskraft und schäumen gut.

*Ethercarbonsäuren.* Sie werden aus ➠ Polyethylenglykolethern von Fettalkoholen hergestellt. Sie sind unempfindlich gegen Wasserhärte und weisen eine gute Hautverträglichkeit auf. Man verwendet hauptsächlich die Natriumsalze.

*Eiweiß-Fettsäure-Kondensate.* Eiweißtenside. Ausgangsmaterialien sind ➠ Proteinhydrolysate oder ➠ Aminosäuren, die vorwiegend mit Fettsäurechloriden umgesetzt und meist mit Natrium- oder Kaliumhydroxid neutralisiert werden. Sie besitzen eine hohe dermatologische Verträglichkeit, ein gutes Schaumvermögen und eine leichte biologische Abbaubarkeit.

*Sarkosinate* sind Fettsäureverbindungen der Methylaminoessigsäure (Sarkosin), meist als Natriumsalze vorliegend. Es sind Tenside mit gutem Schaumvermögen und hoher Beständigkeit in extremen pH-Bereichen. Das Haupteinsatzgebiet der Sarkosinate liegt jedoch im technischen Bereich.

*Taurate* sind meist Natriumsalze von Fettsäureestern der Aminoethansulfonsäure (Taurin). Sie besitzen ein gutes Kalkseifendispergiervermögen, bilden feinblasigen Schaum und sind mild gegenüber Haut und Schleimhäuten.

*Isothionate* sind Fettsäureester der Hydroxyethansulfosäure, die meist als Natriumsalz eingesetzt werden. Es handelt sich um milde, hartwasserbeständige Waschgrundstoffe mit guter Schaum- und Reinigungswirkung.

Eine weitere wichtige Gruppe der Waschgrundlagen sind die *Amphotenside* oder *amphoteren Tenside.* Sie besitzen in ihrem Molekülaufbau sowohl saure als auch basische Gruppen. In wäßriger Lösung verleihen ihnen diese Gruppen je nach ➠ pH-Wert im alkalischen Bereich einen anionischen, im sauren Bereich einen ➠ kationischen Charakter. Die Amphotenside sind gut haut- und schleimhautverträglich und besitzen ein gutes Schaum- und Reinigungsvermögen. Einige weisen außerdem eine mikrobiozide Wirkung auf. Die amphoteren Tenside können in folgende Gruppen unterteilt werden:

➠ *Betaine* und *Sulfobetaine*

*Alkylaminoamphotenside, Alkylaminoalkancarbonsäuren.* Dies sind den Imidazolinderivaten ähnliche Verbindungen, jedoch ohne deren Ringstruktur, d.h., sie sind linear aufgebaut. Sie vereinigen ebenfalls elektropositive und elektronegative Ladungen im selben Molekül und treten je nach ➠ pH-Wert der Lösung als anionische oder ➠ kationische Tenside auf. In der Kosmetik werden sie als Cotenside eingesetzt. Durch ihr

Aufziehvermögen (➠ Substantivität) besitzen die Alkylaminoamphotenside eine weichmachende und glättende Wirkung auf Haut und Haare.

*Imidazolinderivate.* Durch Umsetzung von Fettsäuren mit Polyaminen entstehen ringförmig aufgebaute Alkylimidazoline, die mehr oder weniger ausgeprägte Netz-, Emulgier- und Dispergiereigenschaften besitzen. Sie wirken weichmachend, antistatisch und hydrophobierend. In der Kosmetik werden sie deshalb nur als Cotenside bzw. Avivagemittel in Reinigungspräparaten (Shampoos) eingesetzt.

Eine andere sehr bedeutende Gruppe oberflächenaktiver Substanzen sind die *nichtionogenen* Tenside, von denen aber nur einige in Kosmetikprodukten verwendet werden. Die Mehrzahl der nichtionogenen Tenside findet Anwendung in Haushalts- und Industriereinigungsprodukten.

*Alkylpolyglukoside* werden aus nachwachsenden, pflanzlichen Rohstoffen hergestellt. Ausgangsmaterial ist Glukose; auch Stärke und Fettalkohole kommen dafür in Frage. Die Alkylpolyglukoside sind biologisch gut abbaubar und weisen ein hohes Schaumvermögen zusammen mit guter dermatologischer Verträglichkeit auf. Diese Tensidklasse gewinnt immer mehr an Bedeutung und wird somit auch in der Kosmetik immer breiter angewendet.

*Aminoxide (Fettaminoxide)* entstehen durch Umsetzung von ➠ Aminen mit Wasserstoffperoxid. Sie sind gut wasserlösliche Tenside, die das Schaumvermögen und die Schaumstabilität von Waschpräparaten erhöhen. Sie verleihen dem Haar antistatische Eigenschaften. Hauptsächlich werden die Aminoxide jedoch im technischen Bereich eingesetzt.

## W/O-Emulsionen

➠ Emulsionen

# Aus unserem Ratgeber-Programm

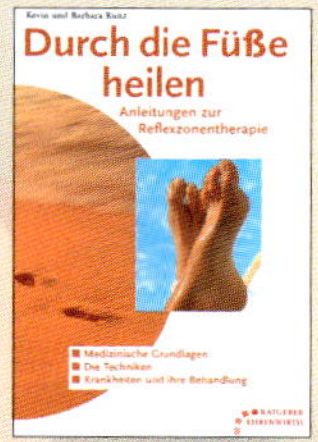


**Kevin und Barbara Kunz: Durch die Füße heilen**

*Jedes Organ des Körpers hat eine ihm zugeordnete Reflexzone am Fuß und kann durch entsprechende Druckmassage beeinflußt werden. Durch diese Impulse werden die Selbstheilungskräfte des Körpers angeregt, Verspannungen und Blockaden abgebaut, und die Energieabläufe im Organimus finden zu ihrem Gleichgewicht.*
*152 Seiten mit zahlr. farb. Abb.*

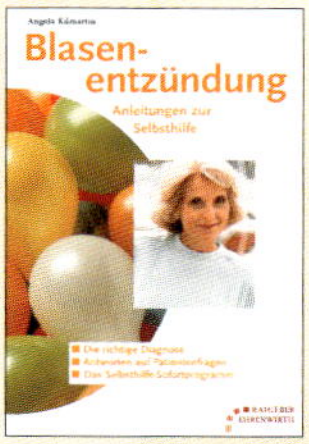


**Angela Kilmartin: Blasenentzündung**

*Eine Krankheit, über die man ungern spricht. Vor allem Frauen leiden unter den peinigenden Schmerzen und Beschwerden einer Blasenentzündung. Und in den wenigsten Fällen ist eine Erkältung daran schuld, wie so häufig geglaubt wird. Angela Kilmartins Selbsthilfe-Sofortprogramm führt zu spürbarer Besserung.*
*184 Seiten mit zahlr. farb. Abb.*

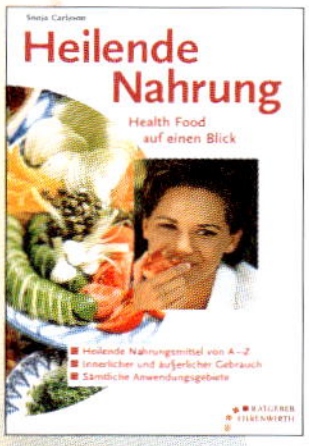


**Sonja Carlsson: Heilende Nahrung**

*Dieser Ratgeber zeigt die erstaunlichen Möglichkeiten der Heilung durch Nahrungsmittel auf und berücksichtigt neben dem »reinem Essen« auch zahlreiche äußere Anwendungsmöglichkeiten, wie zum Beispiel Einreibungen, Masken, Umschläge, Bäder oder Kompressen.*
*128 Seiten mit zahlr. farb. Abb.*

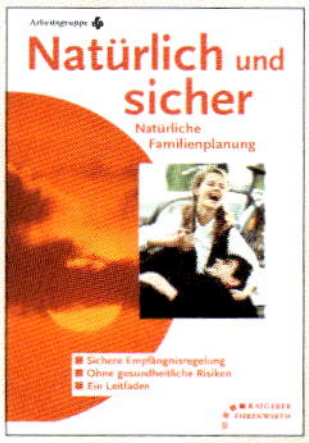


**Arbeitsgruppe NFP: Natürlich und sicher**

*Der Leitfaden »Natürlich und sicher« erklärt in allgemeinverständlicher Sprache, was im weiblichen Körper vorgeht und wie durch Beobachtung des eigenen Körpers aus diesem Wissen eine Methode wird, mit der Sie eine Schwangerschaft erreichen oder sicher verhüten können.*
*Herausgegeben von der Malteser Arbeitsgruppe NFP Köln,*
*152 Seiten mit zahlr. Abb.*

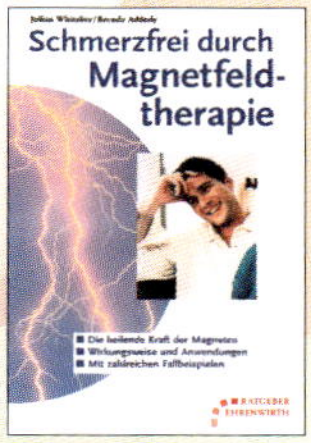


**Julian Whitaker / Brenda Adderly: Schmerzfrei durch Magnetfeldtherapie**

*Ob Kopf- oder Rückenschmerzen, chronische Schmerzzustände, Tennisarm oder Arthritis – die Magnetfeldtherapie befreit vaon Schmerzen. Die Autoren haben sich in ihrer eigenen Praxis vom Erfolg dieser Therapie überzeugt.*
*96 Seiten mit zahlr. farb. Abb.*

**Ehrenwirth**
*in der Verlagsgruppe Lübbe*